LA CHIROPRAXIE

Une méthode reconnue et méconnue

Chantal Jolliot

LA CHIROPRAXIE

Une méthode reconnue et méconnue

L'Harmattan

Du même auteur

La force vitale au cœur des principes de la chiropraxie. Une méthode dans l'histoire des idées et des sociétés,
Paris, L'Harmattan, 2014

Les Notions de force vitale et d'énergie. Permanence culturelle, nécessité conceptuelle,
Paris, L'Harmattan, 2003.

Avertissement.
Dans cet ouvrage, le masculin est utilisé comme représentant des deux sexes, dans le but d'alléger le texte. Les traductions des citations en anglais sont de l'auteur, sauf mention contraire. Le lecteur rencontrera dans les citations en langue française une terminologie variée relative à la chiropraxie ; elle correspond dans tous les cas à celle utilisée par les auteurs cités (Voir l'Annexe 1, La terminologie en chiropraxie).

5-7, rue de l'Ecole-Polytechnique, 75005 Paris

http://www.harmattan.fr
ISBN : 978-2-343-11020-2
EAN : 9782343110202

« L'essentiel est de rendre
correctes les désignations. »

Confucius

SOMMAIRE

PREFACE

Quand nous disons « la médecine », comme nous le faisons communément, nous supposons qu'elle est issue d'un système culturel ayant son unité et sa cohérence, ce qui est loin d'être le cas. Très vite apparaissent des fissures dans les manières de penser et d'agir. Le présent ouvrage met le doigt sur une de ces fissures. En mettant en relief le rôle de la colonne vertébrale et de l'appareil musculo-squelettique dans son ensemble, la chiropraxie a renouvelé la pratique médicale à sa manière.

Chantal Jolliot est diplômée en chiropraxie aux États-Unis ; elle est également titulaire d'un doctorat en ethnologie et en anthropologie de l'Université de Strasbourg. Elle s'intéresse en particulier à l'usage culturel de la notion d'une force vitale qui donne sens à de multiples pratiques dont nous avons hérité aussi bien d'Europe, que d'Asie, d'Afrique et des Amériques. Une vision purement pragmatique des choses se trouve ainsi éclairée par un regard en profondeur qui permet la compréhension puis la communication.

Pierre Erny
à Colmar

Qu'est-ce que la chiropraxie ?

La méthode chiropratique s'intéresse particulièrement à la colonne vertébrale, carrefour entre l'appareil locomoteur, qui permet le mouvement, et l'appareil nerveux, qui coordonne les fonctions de l'organisme. Selon la théorie de la chiropraxie, des perturbations de la statique et de la dynamique de la colonne vertébrale peuvent avoir des répercussions sur le maintien et le rétablissement de la santé.

La chiropraxie, dans le champ d'application qui est le sien, représente une conception de la santé et du bien-être dont les retentissements correspondent bien aux préoccupations actuelles pour le respect de l'équilibre de la personne dans son cadre naturel.

Une méthode reconnue et méconnue

Pourquoi aborder ce thème paradoxal ? La méthode chiropratique est plus que centenaire et les chiropracteurs jouissent dorénavant d'un statut officiel dans toutes les régions du monde.

Pourtant, la chiropraxie est encore mal connue, méconnue, en dépit d'une évolution considérable depuis ses origines. Elle est souvent appréciée à l'aune de notions dépassées, sans considération de son histoire. Elle est également perçue à l'aune d'idées reçues, de préjugés façonnés par la culture du moment. Des jugements hâtifs paraissent bien éloignés des caractéristiques véritables de la méthode, de ses principes et de sa pratique aujourd'hui.

Les chiropracteurs constatent cette méconnaissance par les questions de leurs patients, par les attitudes des autres praticiens et par les commentaires des médias. La chiropraxie peut encore être un sujet controversé et chargé d'ambiguïtés. Comment est-ce possible ?

L'histoire sous-tend ce qui se déroule sous nos yeux. Nous avons tenté, dans *La force vitale au cœur des principes de la chiropraxie* (Ci-après *La force vitale...*), de situer la chiropraxie dans l'histoire des idées et des sociétés et de comprendre comment la nouvelle méthode était en accord avec la culture et les aspirations des habitants des États-Unis de la fin du XIXe siècle et du début du XXe siècle. Tout s'est noué à cette époque et dans ce contexte où des courants divers ont été associés pour constituer les principes fondamentaux de la chiropraxie.

Les facettes variées de ces principes sous-tendaient une théorie originale mais créaient dans le même temps un modèle composite qui lançait la nouvelle méthode dans un cheminement complexe, ce qui peut expliquer une méconnaissance persistante. Cependant, grâce à une évolution soutenue jusqu'à aujourd'hui, une méthode et une profession se sont affirmées et se sont intégrées dans les systèmes de santé.

La chiropraxie s'est structurée comme une méthode de soins à part entière. Elle a su affiner ses principes et sa théorie tout en s'associant à la progression des sciences et des techniques. Dans tous les pays où elle s'est fait connaître, elle est devenue une profession organisée, reconnue et autonome, en se confrontant aux exigences qui s'imposent à toutes les professions de soins.

Les pages qui suivent ont pour objectif de présenter la chiropraxie au-delà des commentaires rebattus et des approximations qui brouillent et déforment son image. La connaissance des principes fondamentaux et de la théorie, des étapes d'une évolution et d'une adaptation dans le contexte du XXe siècle — historique, sociétal, scientifique et juridique — devrait contribuer à une compréhension dépassionnée de la méthode et de la profession. La bibliographie et les annexes proposent des références aux lecteurs désireux de se documenter davantage, notamment à propos des travaux de recherche.

Première partie

Des principes fondamentaux et une théorie

Comme toute méthode de santé, la chiropraxie rassemble un faisceau de courants et de traditions. Des principes fondamentaux et une théorie façonnent son objet et son identité, c'est-à-dire un ensemble de traits qui lui sont propres. Ils entraînent l'élaboration de notions nouvelles, d'une terminologie nouvelle et d'une approche thérapeutique.

Débuts et fondation

Daniel David Palmer (1845-1913) était un autodidacte passionné et averti. Après des années de réflexion sur la nature de la santé et de la maladie, il débute la pratique du magnétisme en 1886. Puis il élabore progressivement, jusqu'en 1913, la pratique et la théorie de la méthode qui sera dénommée *chiropractic*.

De nombreux chercheurs se sont efforcés de saisir la naissance de la chiropraxie. L'historien Joseph Keating, se fondant sur les premiers écrits de D.D. Palmer, distingue trois périodes dans l'évolution de sa pratique et de sa pensée : celle du magnétisme (*vital magnetic healing*) (1886-1896) ; puis une première forme de la théorie chiropratique (*chiropractic / magnetic manipulation*) (1897-1902) ; et enfin une seconde forme de la théorie chiropratique (1903-1913) (Keating, 1991).

Magnétisme (1886-1896)

C'est tout d'abord la pratique du magnétisme pendant une dizaine d'années. Nous avons suivi dans *La force vitale...* le cheminement du magnétisme aux États-Unis au XIXe siècle, ainsi que d'autres courants qui ont influencé D.D. Palmer. Celui-ci, le *magnetic*, cherchait à identifier soigneusement les organes malades par le toucher et à en normaliser la fonction en transmettant par ses mains une « force de vie » (*life force*) (Keating, 1991).

Pendant cette période, en septembre 1895, il effectue, à Davenport dans l'Iowa, un *adjustment*, ajustement, de la colonne vertébrale et guérit un cas de surdité. C'est la date retenue par la tradition chiropratique pour le geste premier de la méthode.

Première forme de la théorie chiropratique (1897-1902)

D.D. Palmer, qui était devenu *magnetic manipulator*, deviendra *chiropractic manipulator* durant cette période, sans doute pour distinguer sa pratique de celle des autres magnétiseurs.

Le terme *chiropractic* avait alors une signification plus ample que l'identification et la correction de dysfonctionnements articulaires vertébraux. Dans la continuité de la pratique du magnétisme, il s'agissait de détecter puis de normaliser dans l'ensemble de l'organisme des déplacements ou des obstructions, non seulement neurologiques mais aussi vasculaires (Ibid.).

D.D. Palmer connaissait les théories élaborées en physiologie depuis la théorie vibratoire de Newton et marquées par le vitalisme et le magnétisme du XVIIIe siècle. Selon ces théories variées (déjà anciennes à l'époque), la « vibration » est l'énergie spécifique des nerfs ; le « ton » est la propriété de se contracter et de se dilater que les fibres du corps reçoivent du « fluide » nerveux. La pathologie dérive des anomalies du « ton » qui peuvent provoquer l'inflammation et l'irritabilité des nerfs. Le « ton » ne peut être normalisé que par une circulation libre dans les nerfs. L'inflammation peut provoquer des variations de température cutanée que le *chiropractic manipulator* se doit de détecter pour en supprimer la cause. C'est ainsi que D.D. Palmer écrira :

> « La vie est l'expression du ton. Dans cette phrase réside le principe fondamental de la Chiropraxie. Le ton est le degré normal de tension des nerfs. Le ton se manifeste dans les fonctions par la normalité de l'élasticité, de l'activité, de la force et de l'excitabilité des divers organes en bonne santé. C'est pourquoi la cause des maladies réside dans les variations du ton — des nerfs trop tendus ou trop relâchés. » (*Life is the expression of tone. In that sentence is the basic principle of Chiropractic. Tone is the normal degree of nerve tension. Tone is expressed in functions by normal elasticiy, activity, strength and excitability of the various organs, as observed in a state of health. Consequently, the cause of disease is any variation of tone — nerves too tense or too slack.* Palmer, 1910, p. 7).

Seconde forme de la théorie chiropratique (1903-1913)

Le premier ajustement de septembre 1895 a probablement favorisé l'évolution des idées de D.D. Palmer du magnétisme proprement dit vers des conceptions mécanistes. Dans la première forme de la théorie, de 1897 à 1902, il tenait compte déjà des effets neurologiques des perturbations articulaires. Puis il a restreint sa théorie à ce thème : l'appareil nerveux, y compris le système nerveux végétatif. Cette seconde forme de la théorie n'était donc pas radicalement différente de la première.

Cependant, dès 1890, D.D. Palmer a cherché à associer ses conceptions métaphysiques issues du magnétisme à ses connaissances relatives à la santé et à la maladie. Il se peut aussi qu'il ait adjoint à sa nouvelle théorie (sans doute en 1906) les notions d'« intelligence innée et universelle » (*innate and universal intelligence*), à connotation spiritualiste, essentiellement pour s'assurer une protection légale en se différenciant de la médecine. La force magnétique des débuts semble avoir évolué en une transmission de l'« intelligence innée » vers toutes les parties du corps. Certains commentateurs remarquent également la compatibilité de la théorie vibratoire de la transmission nerveuse avec celle, métaphysique, des relations entre l'esprit et la matière.

Vers 1910 la théorie de D.D. Palmer était bien affermie. La notion de « ton » et le rôle de l'influx nerveux en étaient devenus les thèmes essentiels, alors que la prise en compte des déplacements autres que les déplacements articulaires avait disparu (Keating, 1991). À cette époque se posait aussi la question de savoir si la chiropraxie était une méthode thérapeutique puisque, tout comme le magnétisme, elle ne traitait pas les maladies mais en supprimait la cause. Pourtant, D.D. Palmer a laissé de longues listes de maladies à traiter.

> « La chiropraxie est le système le plus scientifique et le plus efficace pour identifier et ajuster manuellement la cause des maladies, ou pour rétablir et maintenir une parfaite santé de l'esprit et du corps du patient. » (*Chiropractic is the most scientific and practical system of locating and adjusting by hand the cause of diseases, or reestablishing and maintaining perfect health of mind and body of patient.* Palmer, 1910, p. 977).

Durant cette troisième période D.D. Palmer rassemble nombre de ses écrits parus dans le magazine *The Chiropractor Adjuster* pour les publier en 1910 sous le titre *The Chiropractor's Adjuster. Text-Book of the Science, Art and Philosophy of Chiropractic*. Dans cet ouvrage, fréquemment cité dans ces pages, il reprend les thèmes fondamentaux de ses réflexions pour les définir, les développer et les nuancer.

C'est l'aboutissement d'une évolution. Alors que D.D. Palmer, le magnétiseur, avait utilisé ses mains pour transmettre sa propre force vitale au corps du malade, D.D. Palmer, le chiropracteur, permettait à la force vitale du malade de s'exprimer pleinement et harmonieusement.

Une terminologie nouvelle

Une théorie nouvelle, des notions nouvelles appellent une terminologie nouvelle. Depuis la période du magnétisme, celui qui était *magnetic*, est devenu *magnetic manipulator*, puis *chiropractic manipulator*, puis *chiropractor* ; le terme *disease* est devenu *dis-ease* ; le terme *diagnosis* est devenu *spinal analysis*, c'est-à-dire une évaluation non médicale (Keating, 1991). Nous venons de voir le rôle des notions d'*intelligence*.

Dans le même temps, D.D. Palmer a élaboré une notion relative à la mécanique articulaire pour laquelle il lui a fallu également définir une terminologie nouvelle : la notion de *subluxation* associée à celle d'*adjustment*, plutôt que le terme *manipulation* qui a été écarté. Nous allons y revenir.

Cette nouvelle terminologie devait différencier la jeune chiropraxie des autres méthodes avec lesquelles elle était en concurrence. Lors des premiers procès contre la chiropraxie, dans l'État du Wisconsin, la défense a argumenté avec succès que la terminologie de la chiropraxie la différenciait nettement du magnétisme, de l'ostéopathie et de la médecine, et que ses objectifs étaient tout à fait autres.

Le rôle du langage est important dès les débuts de l'histoire de la chiropraxie. Aujourd'hui encore, comme l'illustre l'Annexe 1 ! Nous y reviendrons à plusieurs reprises. Une terminologie clairement définie favorise la constitution d'une méthode et d'une profession.

D.D. Palmer et sa méthode

D.D. Palmer — Old Dad Chiro, le nom qu'il préférait, ou bien D.D. (initiales prononcées à l'anglaise), comme on affectionne de le nommer — se considère comme le fondateur de la méthode chiropratique. Il la définissait ainsi dans ses écrits publiés en 1910 :

> « La chiropraxie **en tant que science** définit les lois de la vie et les rassemble en un système pour le maintien de la santé. » (*Chiropractic **as a science** defines the laws of life and embodies them into a system for the preservation of health.* Palmer, 1910, p. 416).

Et encore, dans la publication posthume de 1914 :

> « La chiropraxie comprend la science de la vie, le savoir relatif aux fonctions des organismes dans la santé et dans la maladie, également l'art de l'ajustement du neurosquelette. » (*Chiropractic embraces the science of life, the knowledge of how organisms act in health and disease, also the art of adjusting the neuro-skeleton.* Palmer, 1914, p. 13).

Si D.D. Palmer a contesté une filiation avec la médecine il reconnaissait que sa méthode s'inscrivait dans une longue tradition de pratiques : le magnétisme, également les manœuvres de reboutage bien connues alors en Europe et en Amérique du Nord. Il a constaté dans ses écrits qu'il n'était pas le premier à utiliser les ajustements pour soulager la maladie, mais il estimait être le premier à utiliser comme leviers les apophyses épineuses et transverses des vertèbres et, sur cette pratique, à fonder une science, un art et une philosophie.

> « Je revendique être la première personne à avoir ajusté des vertèbres manuellement en utilisant comme leviers les apophyses épineuses et transverses. J'ai développé l'art connu comme ajustement, j'ai formulé la science de la Chiropraxie et j'ai développé sa philosophie. » (*I claim to be the first person to adjust vertebrae by hand, using the spinous and transverse processes as levers. I developed the art known as adjusting, and formulated the science of Chiropractic, and developed its philosophy.* Palmer, 1910, p. 983).

D.D. Palmer insistait beaucoup sur l'identité propre de la chiropraxie. Selon lui, science, art et philosophie étaient intrinsèquement liés. Il entendait fonder une science et il a longuement insisté sur le fait que la méthode devait avoir un fondement scientifique. Il s'agissait aussi d'un art en raison du savoir-faire et de la dextérité exigés par le geste chiropratique. Quant à la philosophie, D.D. Palmer y était très attaché car, selon lui, elle instaure, avec la terminologie, une distinction nette entre la chiropraxie et toutes les autres méthodes (Palmer, 1910, p. 408).

On a raillé l'usage du terme philosophie. Il ne s'agissait certes pas d'un corpus philosophique au sens académique du terme mais d'une compréhension générale du monde qui sous-tend une conception de la vie, de la santé et de la maladie, ainsi que des principes fondamentaux dont nous allons évoquer les grands thèmes.

Si la chiropraxie a une date de naissance, l'approche historique montre qu'il a fallu de longues années avant que tous les éléments de la théorie ne soient élaborés. Elle a ainsi été en « métamorphose » (*metamorphosis*) dès ses débuts (Keating, 1991).

Principes fondamentaux et théorie

Au terme de cette élaboration quatre grands thèmes se dégagent pour constituer les facettes des principes chiropratiques. 1. — Ils consistent, de manière essentielle, dans la prise en compte de l'intérêt fort ancien, et longuement développé au cours des siècles, pour l'appareil nerveux et pour la colonne vertébrale, ainsi que du savoir médical, des sciences fondamentales et des techniques de la fin du XIXe siècle. 2. — Ils consistent ensuite dans la pratique de la main, du toucher, fondamentale en chiropraxie, et qui date de l'aube de l'humanité. 3. — Il s'agit aussi du courant optimiste du naturisme qui date de la tradition hippocratique et qui était en vogue aux États-Unis au XIXe siècle dans un fort courant hygiéniste. 4. — Il s'agit finalement de la notion d'une force vitale à laquelle est attribué un rôle organisateur dans le maintien de la santé. D.D. Palmer dénomme cette force vitale « intelligence », une particularité du vivant qui est distincte de l'âme et des propriétés physico-chimiques de la matière vivante.

D.D. Palmer tenait également à tous ces thèmes. Ils appartiennent à plusieurs domaines de réflexion, notamment le savoir médical, des conceptions mécanistes et des courants alors bien connus tels que le naturisme et le magnétisme. La notion de force vitale est issue des traditions métaphysiques et ésotériques occidentales qui envisagent l'être humain dans son environnement grâce à une mise en relation dynamique. Ainsi comprise, cette notion est bien différente de celle du vitalisme du XVIIIe siècle.

Une définition de la santé et de la maladie (la philosophie !) et des principes fondamentaux conduisent à l'élaboration d'une science, d'une théorie (*superstructure*), et à une démarche thérapeutique. Nous reviendrons à cette distinction entre philosophie et science.

Cette théorie devait consister en une science par l'étude de la relation entre structure et fonction. Il ne pouvait certes s'agir d'une science telle qu'elle serait comprise en ce début de XXIe siècle, mais d'un savoir structuré et théorisé, reposant à la fois sur une tradition et sur l'anthropologie particulière de l'ésotérisme, sur les sciences fondamentales et leurs applications, également sur des observations cliniques et sur l'expérience. Cette science devait entraîner la pratique d'un art, c'est-à-dire d'un savoir-faire, ayant pour but de soulager la maladie en restaurant une fonction harmonieuse, articulaire et neurologique.

> « La chiropraxie comprend la science et l'art de l'ajustement des vertèbres — le savoir-faire et le geste proprement dit. Soulager la maladie et restaurer la santé sont l'effet de l'art de l'ajustement. » (*Chiropractic includes the science and art of adjusting vertebrae — the know how and the doing. Restoring morbid conditions to normal is the result of the art of adjusting.* Palmer, 1910, p. 225).

D.D. Palmer précisait encore :

> « La science de la chiropraxie a conduit à la création de l'art de l'ajustement vertébral. » (*The science of chiropractic has lead to the creation of the art of vertebral adjusting.* Palmer, 1914, p. 13).

L'association des termes science et art, maintes fois reprise par D.D. Palmer, correspond à la dénomination de science appliquée (Wardwell, 1992 ; Keating, 1993). Nous pourrons constater que la chiropraxie, science appliquée, s'est bien développée pour former une méthode de soins à part entière.

Les notions de subluxation, *subluxation*, et d'ajustement, *adjustment*, élaborées par D.D. Palmer font intrinsèquement partie de cette science appliquée. Elles ont non seulement des caractéristiques propres mais elles s'inscrivent dans l'histoire des idées. Voici quelques commentaires.

La subluxation chiropratique

L'intérêt pour les vertèbres et pour les « nerfs » date de l'Antiquité, dans toutes les aires culturelles, que ce soit dans le soin des humains ou des animaux. Les manipulations articulaires étaient pratiquées par des médecins renommés ou par des praticiens populaires. Il y eut en Europe de nombreuses théories sur la nature de la luxation, de l'entorse et sur les manœuvres de réduction qu'il convenait d'utiliser (Gaucher-Peslherbe, 1985). Pourtant, le recours à ces pratiques dans la médecine scientifique ne date véritablement que du XIXe siècle, surtout en Grande-Bretagne.

Les termes luxation et subluxation existaient bien avant les débuts de la chiropraxie. Il s'agit, en orthopédie, de la perte des rapports normaux entre des surfaces articulaires. Suivant les cas il s'agit de luxation complète ou de luxation incomplète, aussi dénommée subluxation.

Le dysfonctionnement articulaire

Le terme subluxation a également été utilisé dans le sens de dysfonctionnement articulaire avant les débuts de la chiropraxie. Voici des exemples. Le dysfonctionnement articulaire était déjà envisagé et commenté au XVIIIe siècle par Joannes Henricus Hieronymus qui, en 1746, utilisait le terme subluxation pour dénommer un léger changement de position des vertèbres et les douleurs qui y étaient associées. Au XIXe siècle, Edward Harrison considérait en 1820 la subluxation comme la cause d'une compression de la moelle épinière ou des nerfs. John

Evans Riadore considérait en 1843 que des déplacements des articulations intervertébrales pouvaient provoquer l'irritation des nerfs rachidiens et des pathologies (Peters, 2009 ; Gatterman, 2009). Un siècle plus tard, Edgar Cyriax constatait que des symptômes provoqués par des déplacements mineurs des vertèbres (*minor displacements of vertebrae*) pouvaient être soulagés par des manipulations (Weiant, 1957).

La subluxation chiropratique

D.D. Palmer a-t-il eu connaissance des travaux qui ont précédé son temps ? Au tournant du XXe siècle il envisage aussi la subluxation — subluxation vertébrale ou subluxation chiropratique (*vertebral subluxation* ou *chiropractic subluxation*) — comme un dysfonctionnement articulaire qui se distingue de la subluxation en orthopédie. Le terme apparaît dans ses écrits dès 1903.

C'est une perturbation de la biomécanique des articulations intervertébrales sans qu'il y ait pour autant pathologie. Elle est fonctionnelle et réversible. Elle consiste en un alignement irrégulier des surfaces articulaires qui demeurent pourtant dans leurs relations physiologiques. Elle peut justifier une description dans l'espace. Il est simplificateur de la décrire comme une « vertèbre déplacée » (*vertebra out of place*).

> « La sub-luxation est une séparation partielle ou incomplète dans laquelle les surfaces articulaires demeurent partiellement en contact. » (*Sub-luxation is a partial or incomplete separation ; one in which the articulating surfaces remain in partial contact.* Palmer, 1910, p. 490).

On constate ici aussi l'adaptation de la terminologie : le terme *sub-luxation*, plutôt que *subluxation*, permet de se démarquer du vocabulaire médical.

D.D. Palmer a longuement commenté la subluxation pour la caractériser, ajouter nuances et précisions. La subluxation chiropratique prend en compte la dynamique de la fonction articulaire et sa relation avec les structures neurologiques.

Elle peut avoir des étiologies diverses : mécaniques (traumatisme, position viciée, effort excessif) ; chimiques (processus inflammatoire, réflexe viscéral, nutrition) ; neurologiques ; et des facteurs émotionnels. Elle peut être liée à des modifications de la tonicité de la musculature paravertébrale ou bien à un relâchement ligamentaire ; elle peut avoir une composante d'hypomobilité ou d'hypermobilité. Elle peut survenir dans les autres articulations du corps. Dans certains cas la subluxation peut se résoudre spontanément grâce au repos articulaire et à la disparition des facteurs qui l'ont provoquée.

La subluxation n'est pas une entité isolée. Elle s'inscrit dans une analyse segmentaire et il convient de considérer les structures articulaires contiguës, leurs tissus de soutien et les structures neurologiques. Elle s'inscrit également dans une analyse globale, c'est-à-dire un examen de la colonne vertébrale et du bassin, de la posture et du mouvement.

Effets de la subluxation chiropratique

D.D. Palmer considérait que « la maladie est le résultat de la pression des vertèbres sur les nerfs ; libérer cette pression revient à supprimer la cause de la maladie ». Ce principe est « le fondement de la science de la Chiropraxie » (*the basis of the science of Chiropractic.* Palmer, 1910, p. 479).

Avec son fils, Bartlett Joshua Palmer (1881-1961), il a retenu essentiellement les effets neurologiques de la subluxation vertébrale. Elle peut provoquer une compression, une tension anormale, une irritation des racines nerveuses, perturber la transmission de l'influx nerveux et modifier la physiologie des tissus innervés. D.D. Palmer reprend à plusieurs reprises la notion de « ton » — c'est-à-dire la fonction neurologique — sur laquelle il appuie sa théorie :

> « La tension des nerfs détermine la santé ou la maladie. Dans la santé, la tension est normale ; c'est ce qui est dénommé ton [...]. La nature de la maladie dépend des nerfs qui sont trop tendus ou trop relâchés. » (*The amount of nerve tension determines health or disease. In health there is normal tension, known as tone [...]. The kind of disease depends upon what nerves are too tense or too slack.* Palmer, 1910, p. 19).

Les signes et les symptômes sont variables, locaux ou périphériques, associés ou non à un processus douloureux. Les modifications de la biomécanique intersegmentaire affectent les tissus de soutien (disque intervertébral, ligaments, tendons) ; elles ont des répercussions neurologiques (douleur, dysesthésie) et vasculaires.

La subluxation est le plus fréquemment identifiée grâce à la palpation manuelle pour déterminer la mobilité intersegmentaire, la tonicité des tissus de soutien, les asymétries et les zones douloureuses, ainsi que les modifications de la température cutanée. Il faut y ajouter l'analyse radiographique qui a été importante dès les débuts de la chiropraxie. Nous y reviendrons.

Réflexions et hypothèses

La notion de subluxation permet de nommer, de décrire, d'identifier un dysfonctionnement articulaire, une perturbation biomécanique (*biomechanical disorder*). Elle entraîne un projet thérapeutique. Les proches de D.D. Palmer, puis des générations de chiropracteurs, théoriciens et praticiens, se sont évertués à la définir et à déterminer ses effets sur la santé.

Des controverses au sein de la profession ont débuté dès 1906. Alors que les Palmer, père et fils, mettaient l'accent sur le déplacement vertébral (*vertebral displacement*, *vertebral misalignment*) et sur ses effets neurologiques, d'autres chiropracteurs mettaient l'accent sur la perturbation du mouvement comme caractéristique première de la subluxation.

Plusieurs hypothèses se sont confrontées également quant aux effets de la subluxation. Peut-elle provoquer des pathologies et des troubles fonctionnels ? Dans quelle mesure ? Est-elle au contraire l'expression d'une pathologie ? Provoque-t-elle des symptômes différents selon la région vertébrale affectée ?

Des études ont été conduites très tôt, notamment par Fred W.H. Illi en Suisse, dès 1930. Après la seconde guerre mondiale, des chercheurs, tels Henri Gillet et Maurice Liekens en Belgique, A. Earl Homewood et Joseph Janse aux États-Unis, considèrent la perturbation de la biomécanique articulaire comme un caractère distinctif de la subluxation. On constate à la même époque les travaux de médecins, tels que Zukschwerdt, Biedermann et Junghanns, relatifs aux dysfonctionnements articulaires vertébraux ; ils ne reprennent pas toutefois la théorie chiropratique relative à la cause des maladies (Peters, 2009).

À partir des années 1960 des modèles mathématiques de la subluxation ont été élaborés. La profession chiropratique a également formulé à cette époque un modèle théorique de la subluxation : le complexe de la subluxation vertébrale (*vertebral subluxation complex*). Ce modèle porte sur les structures anatomiques, ainsi que sur les modifications physiologiques des tissus neurologiques, musculaires, ligamentaires et vasculaires. Fondé sur les travaux d'Illi, de Gillet, d'Homewood et de Janse, ce modèle tient compte des données de plusieurs disciplines : kinésiologie, pathologie, histologie et biochimie. Au-delà, le syndrome de la subluxation vertébrale (*vertebral subluxation syndrome*) englobe également les signes et symptômes pouvant être liés à la subluxation (Gatterman, 2009 ; Rome, 2013). Ces modèles ont été complétés en 2004 par le modèle bio-psychosocial.

Dans les années 1970 et 1980 un intérêt croissant pour la subluxation s'est manifesté dans la profession chiropratique et dans la profession médicale. Il y eut en revanche dans les années 1990 une tendance forte à abandonner cette notion, notamment dans les publications chiropratiques spécialisées. C'était aussi la tendance des radiologues de la profession en raison de l'impossibilité d'utiliser les méthodes courantes d'imagerie pour la mettre en évidence en dépit de l'intérêt majeur des chiropracteurs pour ce type d'analyse pendant des décennies (Gatterman, 2009).

Certains chiropracteurs ont considéré et considèrent toujours la subluxation comme une notion dépassée n'ayant qu'un intérêt historique. Elle serait une création de l'imagination, une croyance (*belief*), une construction théorique (*theoretical construct*), une construction vitaliste (*vitalistic construct* ?) et ne serait pas confirmée par les observations (Homola, 1995 ; Ebrall, 2016).

Si la subluxation est associée à un déplacement vertébral, il est toujours infime. En fin de compte, considèrent certains, la question de savoir s'il y a véritablement déplacement vertébral pourrait être sans grand intérêt puisque, ce qui est essentiel, ce sont les effets neurologiques d'un dysfonctionnement articulaire.

Ainsi, la subluxation a été controversée, déjà du temps de D.D. Palmer et jusqu'à aujourd'hui, toujours en raison de la difficulté à la caractériser et à la mettre en évidence. Elle a également été ridiculisée hors de la profession chiropratique. Comment la chiropraxie aurait-elle évolué si Old Dad Chiro avait retenu un autre terme, moins polysémique et moins connoté médicalement ?

L'ajustement chiropratique

La subluxation vertébrale entraîne la mise en œuvre d'une pratique manuelle (dite manuelle !) — l'ajustement — ajustement vertébral ou ajustement chiropratique (*vertebral adjustment* ou *chiropractic adjustment*). La profession chiropratique a retenu cette dénomination dès ses débuts pour désigner son geste thérapeutique essentiel, plutôt que le terme manipulation.

Manipulation ?

Le terme manipulation retenu par le législateur français en 2011 pour dénommer le geste chiropratique est un terme générique. Il est bien vague pour tout le monde. Dans le cadre des manipulations thérapeutiques, il s'agit de la réduction manuelle de fractures et de dislocations, de même que de la normalisation de dysfonctionnements articulaires, tels que la subluxation chiropratique. C'est ce dernier sens qui nous intéresse ici.

Ce terme est omniprésent. Cependant, il est polysémique et source de beaucoup de confusion et d'ambiguïtés. Il ne dit pas grand chose à tous ceux qui souhaitent véritablement comprendre cette forme de pratique. Nous retrouvons le rôle de la terminologie.

En effet, le terme manipulation a été associé, et est associé, à tant de méthodes de soins, à tant de professions différentes et à tant de manœuvres diverses que, pour le comprendre, il faut non seulement connaître la personne qui pratique les manipulations et sa formation académique, mais aussi les procédures utilisées. Cela a été souligné il y a plusieurs décennies déjà. C'est pourquoi il est ambigu d'utiliser ce même terme indifféremment, pour toute pratique manuelle, pour des professions différentes, et même pour des « manipulateurs » non professionnels. Pour le public, le terme a souvent la connotation de manœuvres brusques, potentiellement risquées, dont il conviendrait de se méfier. Toute réflexion à propos de manipulations articulaires conduit généralement à une impasse lorsque ces termes ne sont pas précisés avec soin.

L'ajustement chiropratique

La dénomination ajustement retient les caractéristiques d'adaptation et d'harmonisation du geste chiropratique. Ce geste original est distinctif. Il est approprié au rétablissement d'une fonction articulaire optimale, autant que possible, qui à son tour permet le retour à une fonction neurologique optimale.

D.D. Palmer a beaucoup insisté sur le fait que l'ajustement doit être précis, spécifique. La pratique chiropratique ne consiste pas à « manipuler » systématiquement un grand nombre de vertèbres.

> « Pour être une science, la chiropraxie doit être spécifique. » (*Chiropractic to be a science must be specific.* Palmer, 1914, p. 14).

L'ajustement ne concerne pas uniquement la région douloureuse ; il s'inscrit nécessairement dans une analyse globale déjà requise pour la détermination des subluxations. L'ajustement des articulations des membres est pratiqué depuis les débuts de la chiropraxie, en adjonction aux ajustements vertébraux qu'il complète et potentialise.

S'il est un art — « Ajuster de manière spécifique est un art. » (*Specific adjusting is an art.*) — par l'expérience et la dextérité qu'il requiert, l'ajustement est nécessairement guidé par les connaissances théoriques et les données recueillies lors de l'anamnèse et de l'examen du patient, c'est-à-dire par la compréhension du cas. Il est adapté à chaque malade et il fait partie de la cohérence des procédures utilisées. Nous y reviendrons.

Ainsi, l'ajustement chiropratique ne peut guère être inclus dans la catégorie générale des manipulations articulaires. Le terme manipulation est si polysémique, si chargé de connotations menaçantes, qu'il paraît approprié pour la profession chiropratique de conserver l'usage du terme ajustement.

Il convient de souligner encore que, si l'ajustement requiert une grande dextérité, il ne requiert pas de force physique, contrairement à ce que l'on imagine souvent. D.D. Palmer se gaussait des premiers chiropracteurs qui considéraient qu'une condition physique athlétique était requise pour bien pratiquer la chiropraxie, alors que des femmes à la corpulence frêle se montraient parfaitement compétentes et efficaces.

Au fil des décennies, la profession chiropratique a affiné les manœuvres d'ajustement ; elle les a codifiées en fonction de l'anatomie et de la mécanique articulaire. Elles sont toujours étudiées dans leurs particularités dans le cadre des travaux de recherche : une impulsion dynamique et contrôlée, de faible amplitude et spécifiquement adaptée à la biomécanique des articulations concernées. Cette impulsion est dénommée *thrust* en anglais, et aussi bien souvent dans les textes en langue française. En France, l'Académie nationale de médecine a décrit de manière détaillée en 2015 la manipulation en chiropraxie (Voir l'Annexe 2).

Le pouvoir de récupération de l'organisme

Les principes fondamentaux de la chiropraxie reprennent les thèmes du courant naturiste. Ce courant privilégie un style de vie en accord avec la nature et le recours à des thérapies naturelles afin de respecter le pouvoir de récupération de l'organisme, dans les cas où cela est possible.

Selon D.D. Palmer, la santé et le pouvoir de récupération de l'organisme sont soutenus par une « force vitale », une « intelligence », qui fait partie de conceptions métaphysiques. Il existe à ce sujet bien d'autres hypothèses : on a invoqué dans le passé la constitution, le terrain, l'attitude mentale ; on invoque aussi l'énergie, l'homéostasie, les facteurs génétiques, etc. C'est en effet une notion floue où croyances et données objectives se conjuguent.

Si cette démarche repose largement sur l'observation de la personne, au-delà de la prise en compte d'une pathologie, elle est différente de l'expectative. Elle propose aux malades des mesures thérapeutiques conservatrices, puis des mesures préventives pour éviter les rechutes et la chronicité. C'est le cas de la chiropraxie qui ne recourt pas à la prescription de médicaments et dont le traitement peut, selon la théorie de D.D. Palmer, permettre le plein épanouissement de la force vitale et l'harmonisation de la fonction neurologique. Puis le traitement peut évoluer vers la prévention.

Dans le champ d'application de leur méthode, les chiropracteurs constatent le pouvoir de récupération de l'organisme. Ils sont très attachés à cette démarche, chaque fois que d'autres formes de traitement ne sont pas d'une efficacité plus certaine et plus rapide. La chiropraxie représente ainsi une conception de la santé et du bien-être qui correspond aux aspirations actuelles pour le respect de l'équilibre de la personne dans son cadre naturel.

Toujours dans le cadre des principes fondamentaux de la méthode, il convient de compléter ce qui précède en évoquant le rôle du toucher. Des messages somesthésiques multiples peuvent être associés à l'examen clinique et au traitement chiropratique et de ce fait contribuer à son efficacité et à l'effet placebo. À ce propos, des commentateurs ont mis en parallèle la chiropraxie et des théories psychanalytiques, spécialement celles de Wilhelm Reich et d'Alexander Lowen (*bio-energetics*). N'ont-elles pas de lointaines origines communes ?

Pourquoi, penseront certains, s'intéresser à des principes et à des notions élaborés il y a une centaine d'années, alors que la chiropraxie a beaucoup évolué ? Le recul du temps ne dispense pas de se pencher sur sa propre histoire. Ces principes et ces notions sont aujourd'hui un ancrage pour réfléchir à la pratique de la méthode et aussi pour affronter d'inévitables défis.

> « [...] il ne viendrait à l'idée de personne de prétendre pratiquer ainsi que le faisait Daniel David Palmer, en son temps. Connaître sa pensée, toutefois, peut nous faire mieux percevoir et comprendre les raisons qui nous permettent de faire ce que nous faisons...» (Gaucher-Peslherbe, 1985, p. 202).

On a fait de nombreux reproches à la chiropraxie. Nous avons abordé la notion de subluxation. Les difficultés théoriques et méthodologiques qu'elle suscite ont toujours préoccupé les chiropracteurs. Il serait pourtant imprudent de l'abandonner, ou seulement de la décrier, ou encore de troquer le terme contre un autre, car elle demeure essentielle pour la chiropraxie. Ce que Meridel Gatterman exprime ainsi :

> « Il a été important pour la survie de la chiropraxie que ses pionniers n'abandonnent pas à d'autres disciplines la direction de leur profession. Le terme subluxation a été essentiel à cet égard. » (*It has been important to the survival of chiropractic that chiropractic pioneers did not let other disciplines determine the direction of their profession. Central to this has been the term subluxation.* Gatterman, 2009).

Le débat n'est pas clos. Il se poursuit activement au cœur de la profession et dans les établissements d'enseignement (Ebrall, 2016). Par ailleurs, subluxation et ajustement suscitent — de longue date — beaucoup d'intérêt et une sympathie active de la part d'autres professions de soins.

Les fondements de la chiropraxie s'inscrivent dans des traditions. Puis elle s'est construite grâce à une évolution et à une adaptation. Ce sera le propos des pages à venir.

Deuxième partie

Une évolution dans la société

La légitimation de principes de santé est un processus complexe influencé par un contexte culturel et sociétal, également économique. C'est bien le cas de la chiropraxie. Il a fallu, simultanément, constituer une profession, structurer une méthode, développer des organismes d'enseignement, conduire des travaux de recherche et acquérir des législations appropriées.

Un intérêt grandissant pour la chiropraxie

Aux États-Unis, à la fin du XIXe siècle, la pratique de la médecine et l'enseignement médical étaient fort peu structurés, à la différence de l'Europe. Une faible réglementation et le manque de médecins laissaient la place à de nombreuses pratiques empiriques. Il n'y avait pas de législation pour la pratique médicale dans l'Iowa où vivait D.D. Palmer. La chiropraxie est née dans ce contexte. Représentée par un groupe minoritaire, la jeune méthode a été pourtant rapidement connue aux États-Unis, au Canada et sur d'autres continents.

Mais des périodes difficiles jalonnent son histoire. Des situations ont été périlleuses pour sa survie. Il y eut des controverses et des élaborations diverses, que ce soit entre D.D. Palmer et ses premiers confrères, parmi lesquels figuraient de nombreux médecins, ou bien de la part d'autres praticiens. Pendant longtemps il n'y pas eu de législation pour encadrer la méthode. Nous verrons qu'il y eut des commentaires péjoratifs et des attitudes méprisantes. Les chiropracteurs ont ainsi toujours eu conscience de la fragilité de leur situation.

Dans le même temps, les chiropracteurs n'ont pas été uniformément décriés. Les malades et des médecins ont apprécié l'efficacité de la méthode puis se sont familiarisés avec ses principes. Les pratiques manuelles n'étaient certes pas une nouveauté, mais les professions médicales y ont eu recours de plus en plus fréquemment.

D.D. Palmer écrivait déjà en 1910 :

> « C'est [également] un plaisir pour moi de constater que la profession médicale s'approprie les idées chiropratiques et utilise ses méthodes, comme en témoignent ses livres et sa pratique. » (*It is [also] a pleasure for me to observe that the medical profession are absorbing chiropractic ideas, using its methods, as shown by their books and practice.* Palmer, 1910, p. 16).

Il poursuivait :

> « Ceux qui sont déjà praticiens d'une méthode souhaitent ajouter la Chiropraxie à celle qu'ils utilisent déjà. » (*Those who are already practitioners of some system, expect to add Chiropractic onto that which they already have.* Ibid., p. 488).

Des interactions inévitables entre la médecine et la chiropraxie — associant attirance, méfiance et malentendus — ont fait connaître la méthode, ont favorisé des attitudes imitatives et, très progressivement, une compréhension mesurée de la part de membres du corps médical.

La méthode s'est inscrite peu à peu dans les habitudes des malades, surtout à partir des années 1970. À cette époque, le vécu des personnes a été fortement marqué par l'accélération des changements techniques et économiques. Or les techniques subies au quotidien façonnent le corps et le blessent. Les exigences des malades se sont alors modifiées et ont entraîné une diversification rapide des pratiques de santé. Nous y reviendrons. Dans ce contexte, la chiropraxie a été de mieux en mieux connue et on a constaté qu'elle pouvait soulager, ou tout au moins alléger, de nombreux troubles fonctionnels.

La constitution d'une profession

Il y a toujours eu beaucoup d'enthousiasme, d'esprit pionnier et de courants de pensée dans la profession chiropratique.

Aux États-Unis

Les chiropracteurs ont manifesté très tôt le désir d'organiser leur profession. Il y eut des associations professionnelles dès les années 1900. On estime qu'il y avait environ 500 chiropracteurs aux États-Unis en 1906, environ 5.000 en 1910.

Alors que les malades se tournaient de plus en plus volontiers vers la chiropraxie et que des médecins s'intéressaient à la méthode, il y eut — pendant des décennies — une lutte idéologique intense entre la profession médicale et la profession chiropratique, en partie en raison de la théorie chiropratique relative à la cause et au traitement des maladies (Weiant, 1957).

Il n'est donc pas surprenant que les chiropracteurs et la chiropraxie aient été connus dans une large mesure d'après les commentaires aigres de leurs détracteurs. On a lourdement reproché à D.D. Palmer, autodidacte, son manque de formation académique On considérait que la chiropraxie était fondée sur des principes « pseudo-scientifiques », « simplistes » (la philosophie !) et sur une théorie confuse. Elle était même perçue comme un « culte non scientifique » (*unscientific cult*) par l'American Medical Association, la plus importante association de médecins aux États-Unis. Quant aux chiropracteurs, on estimait qu'ils avaient également un faible niveau de formation et qu'ils utilisaient des manœuvres particulièrement brutales.

Ces commentaires, rebattus au fil des décennies, étaient parfois explicables par une méconnaissance de la méthode et de son histoire. On évitait de la jauger à l'aune de ses caractéristiques et dans son évolution ; on évitait aussi de la situer dans ses procédures et d'en apprécier l'efficacité. On se fiait davantage à des idées reçues, à des jugements hâtifs et à des représentations. Ils se sont installés durablement. C'est le thème de ces pages !

Cette situation a marqué le développement de la profession chiropratique. Cependant, progressivement, dans les années 1960 et 1970, elle est acceptée dans le système de santé. Dans les années 1980, elle sort de son isolement. Des chiropracteurs sont formés pour les travaux de recherche. L'attitude du corps médical et des milieux hospitaliers évolue favorablement.

Dans le monde

La chiropraxie a été rapidement connue dans toutes les régions du monde puis elle a poursuivi un développement international.

Des Européens ont étudié la chiropraxie aux États-Unis dès les années 1900, et peut-être pratiqué en Europe dès 1908. On peut affirmer avec certitude que les chiropracteurs sont présents en Europe à partir des années 1920 ; des organisations professionnelles sont rapidement créées. L'Union des chiropracteurs européens, European

Chiropractors' Union (ECU), est créée en 1932. Son objectif est de favoriser l'enseignement et la recherche et d'assurer une représentation auprès des institutions politiques. Des organismes similaires ont été créés progressivement dans d'autres régions du monde.

La Fédération internationale de Chiropratique du Sport, International Federation of Sports Chiropractic (FICS), créée en 1987, est affiliée à plusieurs organisations sportives internationales. Elle veille à ce que les athlètes aient accès à des traitements chiropratiques spécialisés. La Fédération mondiale de chiropratique, World Federation of Chiropractic (WFC), créée en 1988, représente aujourd'hui les organisations professionnelles de 81 pays. Cette fédération a pour objectif d'encourager les critères les plus exigeants dans l'enseignement et la pratique de la chiropraxie, également de favoriser la recherche et des législations adaptées. En 1997, l'Organisation mondiale de la santé (OMS) lui a reconnu le statut officiel d'organisation non gouvernementale affiliée.

Au XXIe siècle

La chiropraxie acquiert une stature scientifique et fait son entrée dans des centres de soins pluridisciplinaires et dans les hôpitaux. La profession trouve un consensus quant à son identité. De nombreux pays ont adopté et adoptent un statut officiel pour la méthode et pour la profession. Les établissements d'enseignement continuent de développer leurs activités et de plus en plus de chiropracteurs sont formés pour les travaux de recherche. Finalement, en 2014, après des décennies d'hostilité, le périodique *JAMA, The Journal of the American Medical Association*, informait ses lecteurs que les traitements chiropratiques pouvaient être bénéfiques dans les cas de douleurs vertébrales.

Aujourd'hui, la profession chiropratique n'est plus isolée. Elle fait preuve d'une grande maturité et elle est la troisième profession de la santé dans le monde : plus de 100.000 chiropracteurs ont le statut de praticiens indépendants, prescripteurs de leur acte.

Vers un statut officiel

Pour arriver à cette situation au début du XXIe siècle, l'évolution a été très diverse selon les pays. C'est devant la faveur grandissante des usagers et la détermination des praticiens que les pouvoirs publics ont été conduits, peu à peu, à considérer les aspects théoriques de la méthode puis à envisager la réglementation de sa pratique.

Aux États-Unis, les chiropracteurs firent très tôt des efforts considérables pour aboutir à une reconnaissance officielle dans tous les États : tout d'abord le Kansas en 1913 et finalement la Louisiane en 1974. En Europe, c'est tout d'abord en Suisse, dans le Canton de Lucerne, en 1937, qu'un statut officiel a été défini, puis progressivement dans les autres États.

Des années 1960 aux années 1980 plusieurs États dans le monde ont fait procéder à des enquêtes minutieuses sur la méthode : Canada (1965), Danemark (1970), Nouvelle-Zélande (1979), Australie (1984), Suède (1987). Ces enquêtes ont été convaincantes et elles ont été suivies de la mise en place de législations innovantes pour la création d'une profession nouvelle, d'établissements d'enseignement et de leurs organismes de contrôle, nationaux et internationaux (Voir la section suivante et l'Annexe 3).

En France

En France, les chiropracteurs ont été engagés dans des circonstances complexes, légales et sociétales, nationales, européennes et internationales. Les qualificatifs retenus contre la chiropraxie étaient comparables à ceux en usage aux États-Unis. De plus, le terme chiropraxie évoquait le reboutage ; les chiropracteurs étaient les « rebouteux modernes ».

Ils se sont efforcés d'obtenir une reconnaissance légale dès les années 1940, et surtout à partir des années 1950. Quelques tentatives de réglementation sont apparues sous forme de propositions de lois. L'association professionnelle des chiropracteurs français — Association nationale française de chiropratique (ANFC), puis Association française de chiropraxie (AFC) — s'est efforcée, durant des décennies, d'assurer des initiatives auprès des instances législatives, des autorités sanitaires et des organismes d'assurances afin d'élaborer des dispositions réglementaires appropriées à la méthode (Jolliot, 2007).

Finalement, à partir des années 1980, des études officielles ont abordé la question des « médecines différentes », notamment la chiropraxie (Voir la Bibliographie). La question n'était pas simple. S'agissait-il de vertébrothérapie, de rééducation fonctionnelle, de thérapie manuelle, de médecine manuelle ou de médecine physique ? Convenait-il de créer une nouvelle profession de thérapeutes manuels non-médecins ? Convenait-il d'organiser un enseignement de la chiropraxie séparé de l'enseignement médical ?

Les circonstances étaient aussi européennes. Ici se manifeste le rôle de l'European Chiropractors' Union dans la représentation des intérêts de la profession auprès des institutions européennes. Dans les années 1990, le Parlement européen et l'Assemblée parlementaire du Conseil de l'Europe ont examiné la question de la réglementation des méthodes de soins qui se situent hors de la médecine.

Cela a permis d'en améliorer la compréhension (Voir la Bibliographie).

Les recommandations de ces institutions — favorables à une réglementation dans l'ensemble de l'Union européenne — ont créé des circonstances encourageantes pour la définition d'une réglementation par le législateur français. L'organisation développée de la profession chiropratique et la qualité de ses établissements d'enseignement étaient des traits marquants, ainsi que le statut de praticiens autonomes, prescripteurs de leur acte, dans des pays européens voisins et dans des pays hors d'Europe. En France, c'est en 2002 qu'une loi prévoit une réglementation relative à la chiropraxie. C'est finalement en 2011 que cette réglementation est définie par un décret du Ministère du travail, de l'emploi et de la santé (Voir l'Annexe 2 et la Bibliographie).

Transmission, enseignement

L'enseignement est un domaine essentiel dans l'affirmation de la chiropraxie en tant que méthode et en tant que profession. Cet enseignement débute en 1897, à Davenport dans l'Iowa, à la Palmer School and Cure. Ce premier programme était bref, ce qui ne saurait surprendre. Nous sommes à la fin du XIXe siècle ! Puis il s'est développé en même temps que la constitution de la profession.

D.D. Palmer encourageait ses premiers diplômés non seulement à pratiquer la méthode mais aussi à l'enseigner. Il insistait sur l'importance de la préserver et de faire connaître son identité en tant que méthode différente des autres méthodes de soins. Des établissements d'enseignement ont été créés rapidement aux États-Unis et au

Canada, bien souvent fondés sur un courant particulier ou autour d'une personnalité de la profession, notamment D.D. Palmer lui-même. Certains de ces établissements ont disparu ; d'autres ont fusionné ; beaucoup se sont bien développés.

Plusieurs exigences se manifestent dans l'enseignement de la chiropraxie. Il s'agit tout d'abord d'assurer l'ancrage de la profession dans sa tradition et dans ses principes fondamentaux, ainsi que de transmettre une éthique. Il s'agit ensuite d'assurer le développement des connaissances en fonction de la théorie chiropratique, c'est-à-dire de l'accent mis sur le rôle la colonne vertébrale, au carrefour de l'appareil locomoteur et de l'appareil nerveux. Cet axe majeur implique de suivre l'évolution des sciences fondamentales et cliniques (anatomie, biologie, physiologie, biomécanique articulaire, neurologie, radiologie, etc.). Bien d'autres disciplines encore sont requises pour former les futurs praticiens à la compréhension des cas qu'ils auront à rencontrer. Il leur faudra en effet s'assurer du bien-fondé de leur traitement. Il convient enfin de développer l'observation critique des données cliniques, tout en s'efforçant de définir des règles assez générales pour asseoir la théorie, structurer la méthode et préciser son champ d'application.

Devant ces exigences, il y eut aux États-Unis, à partir des années 1910, une longue élaboration des critères d'enseignement, un allongement considérable de la durée des programmes et un renforcement de l'enseignement des sciences fondamentales. Dès les années 1920 ces établissements ont été critiqués par la profession médicale, alors que beaucoup de médecins faisaient partie du corps professoral.

À partir des années 1930 un processus s'est engagé pour l'obtention d'un agrément officiel (*accreditation*) de l'enseignement de la chiropraxie (Keating, 1998). La constitution d'organismes de contrôle et de validation des enseignements a abouti à la création du Council on Chiropractic Education (CCE) qui a été finalement reconnu en 1974 par les autorités fédérales américaines. Cet organisme définit des critères d'enseignement, pratique des contrôles périodiques des établissements et leur délivre un agrément requis pour la poursuite de leurs activités. Ces critères sont liés au statut de la méthode et à son champ d'application.

C'est en 1963 qu'a été créé aux États-Unis le National Board of Chiropractic Examiners (NBCE) dans le but de contrôler et d'harmoniser le niveau de formation des diplômés en chiropraxie. Le diplôme délivré par cet organisme est requis pour être autorisé à pratiquer dans chaque État américain. Il est aussi reconnu internationalement.

Cette évolution a été suivie avec attention hors des États-Unis. En Europe, les chiropracteurs ont également manifesté leur forte détermination de créer un enseignement. C'est au Royaume-Uni que fut créé en 1965 le premier établissement européen, Anglo-European College of Chiropractic (AECC). En France, l'Institut français de chiropratique (IFC) a été créé en 1984 ; il est aujourd'hui dénommé Institut franco-européen de chiropraxie (IFEC) (Gruny, 2007). Il jouit, depuis 2013, de l'agrément du Ministère des affaires sociales et de la santé pour dispenser une formation en chiropraxie (Voir la Bibliographie). Des organismes de contrôle ont également été créés : dès 1986 le European Council on Chiropractic Education (ECCE), puis en 2001 les Councils on Chiropractic Education International (CCEI).

L'enseignement officiel de la chiropraxie est ainsi soumis aux mêmes contrôles et aux mêmes normes que les autres enseignements universitaires. Il s'est développé parallèlement à celui des autres disciplines et méthodes de santé selon un cursus qui permet aux futurs praticiens d'acquérir, dès le début de leurs études, non seulement la dextérité manuelle nécessaire à leur pratique, mais aussi une grande sûreté dans la compréhension des cas qu'ils auront à rencontrer et dans la manière de les traiter.

L'OMS, dans son rapport de 2005, souligne qu'un enseignement officiel, à plein temps et de niveau universitaire, est indispensable pour que les chiropracteurs puissent décider du traitement approprié à chaque cas et pour éviter la pratique de la chiropraxie par des personnes non qualifiées (Voir l'Annexe 5).

Il incombe aux établissements d'enseignement de faire connaître la chiropraxie par une réputation d'excellence. Ils sont aujourd'hui environ 46 dans le monde. Certains ont une expérience centenaire ; nombre d'entre eux ont acquis le statut d'université. La qualité de la formation des chiropracteurs est un gage de sécurité pour leurs patients.

L'historien R.W. Gibbons souligne une caractéristique majeure de l'enseignement de la chiropraxie qui illustre combien son rôle est essentiel pour les chiropracteurs, à la fois pour le maintien de l'identité de leur méthode et pour la constitution de leur profession :

> « Celle-ci [la chiropraxie] peut se considérer comme la seule profession libérale américaine, sans aucune exception, qui se soit littéralement élevée d'une expérience pédagogique limitée et isolée à un niveau académique qui lui a gagné d'être reconnue par les instances accréditives les plus sévères de l'Amérique du Nord, et cela sans aucune directive ni aucun financement gouvernemental. » (R.W. Gibbons, 1980, Traduit et cité par Gaucher-Peslherbe, 1985, p. 131).

Ces commentaires, formulés il y a plusieurs décennies, sont toujours valables et ils s'appliquent parfaitement à l'Europe. La profession chiropratique est très attachée à ses établissements d'enseignement. La transmission de la chiropraxie s'est bien affirmée jusqu'à aujourd'hui.

Renouvellement, recherche

Les chiropracteurs se sont toujours interrogés ; ils ont toujours cherché à renouveler leurs connaissances et leur expérience, notamment dans le cadre des procédures de traitement que nous aborderons dans la quatrième partie, également par des travaux de recherche et par des innovations dans l'instrumentation et les équipements.

Instrumentation

Le goût des chiropracteurs pour les techniques et leurs applications ne s'est jamais démenti. Nous avons souligné dans *La force vitale...* que la jeune profession avait adopté avec enthousiasme la radiologie naissante. Dès 1910 B.J. Palmer a utilisé les radiographies pour identifier les subluxations vertébrales. C'est au Universal College of Chiropractic que furent mises au point en 1918 les techniques nécessaires à la radiographie de colonne vertébrale entière en téléradiographie. À partir des années 1920, une analyse radiologique, nommée *spinography*, devait permettre d'étudier la posture et de détecter les subluxations, en complément de la palpation manuelle. Aujourd'hui, les chiropracteurs conservent ce même enthousiasme pour l'imagerie médicale.

Outre la radiologie, une instrumentation a été conçue pour détecter les subluxations. Citons, par exemple, le neurocalomètre (*neurocalometer*) développé en 1924 par Dossa Evins, ingénieur en électricité devenu étudiant en chiropraxie. Il s'agissait d'un couple thermoélectrique permettant de détecter les variations de la température cutanée paravertébrale et ainsi d'identifier la présence de subluxations. Nous retrouvons l'importance donnée à la température cutanée. Il y eut par la suite d'autres appareils pour détecter les perturbations articulaires et neurologiques, toujours en complément de la palpation manuelle.

Des instruments ont également été mis au point pour la pratique de l'ajustement, pour le rendre précis et contrôlable. Des équipements spéciaux ont permis de positionner le malade de manière appropriée et confortable selon les différentes phases du traitement et selon les types de manœuvres. Citons l'innovation en 1908 par B.J. Palmer d'une table de traitement basculante (Hylo). On peut citer également des équipements spéciaux pour le traitement de la hernie discale, pour l'ajustement des différentes régions vertébrales, pour les manœuvres de repositionnement statique, etc. Ces équipements sont aujourd'hui bien connus. Les travaux de recherche, notamment en radiologie et en biomécanique, ont également suscité la création d'équipements adaptés.

Ces innovations devaient assurer la sûreté et l'efficacité des ajustements. Elles devaient aussi contribuer à confirmer la théorie chiropratique et à la constituer en une pratique scientifique, bien différente d'une pratique empirique. Les efforts dans ce sens se poursuivent dans le cadre de travaux de recherche.

Recherche

Même si les chiropracteurs ont manifesté de nombreux questionnements et le goût de l'innovation, le développement de la recherche proprement dite a été lent en raison de la situation fragile de la profession.

Une autre raison fondamentale réside dans le fait que les principes chiropratiques constituent un modèle composite qui comprend des présupposés métaphysiques. Il est en effet difficile de tenir compte de tels présupposés dans une démarche de recherche qui implique questionnement et remises en cause. Les théories scientifiques peuvent être réfutées et modifiées, alors que des présupposés métaphysiques peuvent être considérés comme intangibles par ceux qui y adhèrent (Jolliot, 2014). D'ailleurs, la distinction de D.D. Palmer entre science et philosophie n'est pas claire ; l'« intelligence » telle qu'il la conçoit ne peut être testée. La philosophie chiropratique a été contestée dès les débuts ; selon certains chiropracteurs, elle ne serait pas utile (Wardwell, 1992).

Pour toutes ces raisons il a pu y avoir des hésitations quant à la définition des objectifs de recherche. Selon une démarche scientifique il convient de considérer la chiropraxie comme une science appliquée qui se doit d'organiser le savoir, d'améliorer les théories et leurs applications dans l'intérêt des patients (Keating, 1993). Mais c'est une science appliquée assortie de conceptions métaphysiques...

Dans ce paradoxe, comment faire connaître la méthode, l'expliquer et l'étayer ? Les chiropracteurs se sont longtemps référés au discours médical — qui apparaît comme la caution d'une démarche scientifique — tout en présentant la chiropraxie comme différente de la médecine. Ce que Pierre-Louis Gaucher-Peslherbe exprimait ainsi :

> « À ce jour, la plupart des tentatives pour expliquer la chiropractique ont été fondées sur l'espoir d'utiliser la médecine — à travers certains de ses courants — pour justifier une pratique qui n'en relevait pas. Le procédé est utile pour éliminer des critiques [...]. Mais s'en contenter, c'est aussi se condamner à méconnaître les filiations qui l'ont rendue possible. » (Gaucher-Peslherbe, 1985, p. 14).

Il existe effectivement au sein de la profession la tendance à se référer à la biomédecine et à son modèle de recherche, mais la tendance demeure forte également de retenir les principes fondamentaux de la chiropraxie (« les filiations ») qui créent pour beaucoup de chiropracteurs un contexte culturel auquel ils sont attachés. Tout en insistant sur l'importance des sciences fondamentales et cliniques, des courants de pensée mettent en effet l'accent sur une forme de vitalisme, sur la force vitale ou l'énergie, sur l'homéostasie et sur le naturisme afin de rester proches des principes fondamentaux. Mais il n'est pas certain que toutes ces notions correspondent exactement aux principes de D.D. Palmer (Jolliot, 2014). Ces courants de pensée se conforment dans le même temps à des thèmes à la mode. Nous y reviendrons.

Toutes ces circonstances ont pu ralentir mais n'ont pas fondamentalement entravé la progression de la chiropraxie. En effet, si l'on admet que des perturbations de la fonction articulaire ont des effets nocifs sur la santé, il convient de les étudier. Des chercheurs innovants se sont manifestés très tôt. Nous avons cité Fred W.H. Illi, Henri Gillet, Maurice Liekens, A. Earl Homewood et Joseph Janse. D'autres les ont accompagnés et les ont suivis.

La volonté de la profession chiropratique d'assumer des activités de recherche s'est clairement manifestée en 1944 par la création aux États-Unis de la Foundation for Chiropractic Education and Research (FCER). L'objectif en était de soutenir l'enseignement post-universitaire, la formation des chercheurs et de dynamiser le développement des travaux de recherche.

C'est surtout à partir des années 1970, lorsque le statut de la profession s'est affirmé, que des travaux de recherche, y compris des études sociologiques et historiques, ont pris leur essor. Ils n'ont cessé de se multiplier depuis. Des organismes consacrés à la formation post-universitaire ont été créés dans toutes les régions du monde.

Quant à la méthodologie, elle s'est affranchie des ambiguïtés et des hésitations des débuts ; elle retient celle qui s'est développée en médecine au cours du XXe siècle. Elle doit tenir compte notamment des difficultés soulevées par l'étude d'une pratique manuelle et par l'association de données qualitatives et quantitatives. Les déductions à partir des sciences fondamentales, l'élaboration de théories au sein de la profession et le recensement de cas cliniques sont un point de départ. Puis, les travaux consistent en des essais contrôlés randomisés et dans l'étude statistique des méta-analyses.

Toute entreprise de recherche implique de privilégier des orientations. Citons, à titre d'exemple, quelques-unes d'entre elles : la biomécanique de l'appareil locomoteur (exploration radiologique fonctionnelle) ; la fonction neurologique ; les procédures d'examen clinique (la subluxation, la posture) ; les procédures d'ajustement (effets physiologiques, sûreté, efficacité) ; la compréhension des cas ; le recours des malades à la chiropraxie ; le coût des traitements ; les avantages du traitement chiropratique par rapport à d'autres traitements et au placebo ; les questions de santé publique ; etc.

Les efforts de la chiropraxie dans le domaine de la recherche seront appréciés dans le temps long. Elle prend une grande importance dans les établissements d'enseignement (c'est une de leurs obligations), en collaboration avec des universités et en milieu hospitalier dans le cadre d'équipes pluridisciplinaires.

La chiropraxie serait la première profession de soins, hors de la biomédecine, à avoir mené autant de travaux de recherche. Ces travaux sont publiés dans des périodiques indexés à comités de lecture (Voir l'Annexe 4). Ils ont une incidence sur les recommandations de bonnes pratiques.

Médecines complémentaires…

Alors que la chiropraxie s'affirmait dans et avec les sociétés où elle était représentée, une culture de la santé hors de la biomédecine, selon des méthodes et des pratiques nouvelles, ou qui paraissaient telles, se développait considérablement avec les changements de style de vie des années 1970. Cette vogue n'est pas inédite.

Les pratiques de soins n'ont jamais été le domaine exclusif de la médecine. Au cours des siècles, maintes thérapies se sont maintenues parce que les soins médicaux n'étaient pas facilement disponibles, ou n'étaient pas accessibles aux plus démunis, ou bien ne pouvaient soulager les malades à leur entière satisfaction. De nos jours, comme par le passé, le pluralisme dans l'art de soigner est la règle plutôt que l'exception. Tout en appréciant l'évolution de la biomédecine, les malades et les praticiens se tournent volontiers vers d'autres pratiques pour compléter les traitements médicaux. Certaines de ces pratiques sont érudites, d'autres populaires. Beaucoup sont dorénavant bien intégrées dans les habitudes des usagers. Ce que Pierre Erny exprime ainsi :

> « Les malades, il est vrai, se sont toujours donné la liberté de jouer sur plusieurs claviers thérapeutiques à la fois. La nouveauté, en ces dernières décennies, est que le corps médical lui-même revendique massivement un plus grand droit à la diversité. » (Erny, 2001, p. 89).

Ces méthodes et pratiques viennent du monde entier et proposent des interprétations foisonnantes. Généralement caractérisées par le syncrétisme, elles fournissent des références séduisantes (tradition, ésotérisme, exotisme, naturisme, valorisation de soi, religiosité variée) et, tout comme la biomédecine, des références aux techniques et à leurs applications. Elles insistent sur la prévention, le bien-être, la forme physique et la résistance de l'organisme. Elles revendiquent une compréhension symbolique de la personne dans la santé et dans la maladie qui s'adresse à l'affectivité. Il y a circulation entre tous ces savoirs.

Pour identifier ces méthodes et pratiques des dénominations nombreuses ont été utilisées par les médias, les usagers, puis relayées par les praticiens, telles que médecines complémentaires, parallèles, douces, holistiques, naturelles, traditionnelles, différentes, non conventionnelles, etc. En France, l'Académie nationale de médecine recommande la dénomination de thérapies complémentaires plutôt que celle de médecines complémentaires.

Il existe aussi la curieuse dénomination de médecines / thérapies alternatives. Le terme français « alternatif, alternative » signifie « succession régulière » (comme la marée ou le courant électrique), ou bien rarement « deux assertions dont une seule est vraie ». La dénomination de médecines / thérapies alternatives est une traduction hâtive de l'anglais *alternative medicine* (anglais *alternative*, « qui permet un choix entre deux ou plusieurs objets »). Le français « alternatif » correspond à l'anglais *alternate*. Alors, que dit-on en parlant de médecines / thérapies alternatives ? S'agit-il de la possibilité de choix entre des méthodes qui s'excluent mutuellement, d'allées et venues entre plusieurs méthodes ? Sans doute. Ou bien, une nouvelle signification s'est-elle imposée à partir d'un terme anglais ?

Dans les pays de langue anglaise, ces méthodes et pratiques sont dénommées de manière synthétique *complementary and alternative medicine* (CAM) ; leur association aux pratiques médicales est dénommée *integrative medicine*.

Quelles que soient les dénominations, ces méthodes et ces pratiques attirent. La marginalité de beaucoup d'entre elles contribue sans doute à leur popularité car cette situation permet aux usagers des choix relativement autonomes. Les patients, devenus consommateurs, peuvent en effet suivre leurs inclinations. Il faut pourtant aborder les caractéristiques de chacune de ces médecines / thérapies pour connaître la formation des praticiens, leur place dans les systèmes de santé et pour déterminer à quelles catégories de patients elles peuvent s'adresser.

La chiropraxie s'est trouvée inévitablement associée à cette vogue. Pouvait-elle, devait-elle être considérée comme une médecine / thérapie complémentaire ? Les chiropracteurs pouvaient certes reconnaître quelques références, notamment le naturisme et l'attention au pouvoir de récupération de l'organisme ; mais il s'agissait aussi de pratiques souvent controversées et fort hétérogènes dans leurs présupposés théoriques et dans leurs exigences académiques.

Cette situation a probablement entretenu pendant des décennies une idée confuse de l'identité de la chiropraxie, de la formation de ses praticiens et de son rôle potentiel dans les systèmes de santé. Dorénavant, cette identité et ce rôle se manifestent dans de nombreux pays par des législations appropriées.

En dépit de circonstances souvent adverses, la chiropraxie a survécu et prospéré. Grâce à la créativité des chiropracteurs face aux circonstances qui s'imposent aux pratiques de santé, une identité s'est tissée.

La chiropraxie a su évoluer, s'adapter et se construire en tant que méthode de soins naturelle et en tant que profession. Elle s'est affirmée et a conservé son autonomie dans toutes les régions du monde, dans des traditions culturelles, sociétales et juridiques différentes.

Cependant, la méthode et la profession demeurent dans une évolution dynamique. Des inflexions sont liées aux exigences de l'enseignement et des activités de recherche, à l'évolution générale des pratiques de santé, ainsi qu'aux changements sociétaux. Des éléments sont en renouvellement rapide, d'autres changent peu ou lentement. Il y a conjonction de la fidélité aux origines, d'innovation et d'adaptation. Ce sera le propos de la troisième partie.

Troisième partie

La pratique de la chiropraxie

Nous venons de suivre plus d'un siècle d'évolution de la chiropraxie. Cette évocation conduit à préciser encore quelques thèmes relatifs à son statut, à sa pratique et à son rôle dans la société.

Les implications d'un statut officiel

Les chiropracteurs, dans leur grande majorité, ont recherché d'emblée un statut officiel pour leur méthode et pour leur profession, plutôt que de demeurer dans une marginalité plus ou moins tolérée. C'était pour eux l'aboutissement normal de la constitution d'une profession, de la pratique raisonnée d'une méthode et de l'organisation d'un enseignement de haut niveau. Leurs efforts ont été couronnés de succès. Progressivement. Cependant, des questions ont été fréquemment soulevées dans les milieux médicaux et juridiques, et par certains chiropracteurs. Pourquoi rechercher la légalisation de la méthode chiropratique ? Pourquoi souhaiter un statut officiel pour les chiropracteurs ? Voici des arguments.

Il s'agit fondamentalement d'assurer la protection du patient dans son choix d'une méthode reconnue et d'un praticien compétent ayant suivi une formation contrôlée par des organismes officiels. C'est ce que l'on doit au patient, ce qui permet l'établissement d'une relation de confiance. Ce n'est pas tout. Un statut confirme l'existence d'une profession organisée, représentative de ses membres et garante d'un code d'éthique. Il identifie précisément la chiropraxie dans son champ d'application, dans ses caractéristiques en tant que méthode à part entière et protège le titre de chiropracteur.

Grâce aux dispositions légales se manifeste aussi la volonté d'une profession de s'insérer dans un système de santé et d'y contribuer. L'épanouissement de la méthode dans un cadre clairement défini facilite les relations entre les chiropracteurs et les autres professionnels de la santé.

La profession chiropratique se conforme aux grandes règles qui s'appliquent aux méthodes de soins. De ce fait, elle suit l'évolution des sciences cliniques et elle y participe. Elle suit également l'évolution des sociétés et elle est façonnée par cette évolution.

Pour une bonne pratique

Pour toutes ces raisons, la profession chiropratique a adopté dans les années 1990 le modèle d'une pratique fondée sur des preuves (*evidence-based practice*). Ce principe ancien, véritablement formulé au XIXe siècle, est complexe et délicat à mettre en pratique. Il conjugue trois perspectives.

Il s'agit tout d'abord de privilégier l'application des données les plus récentes dans le domaine des sciences fondamentales et cliniques : données relatives aux examens diagnostiques, ainsi qu'à l'efficacité et à l'innocuité des procédures de traitement. Cependant, cette démarche doit être modulée car elle pourrait entraver l'adaptation aux cas particuliers et l'innovation dans la complexité de la pratique clinique. Enfin, les droits et préférences des patients sollicitent de la part du praticien une attitude de respect et d'empathie, des qualités de sagesse et d'intuition.

Ces trois perspectives ont des incidences sur la formation des futurs praticiens et sur le champ d'application de la méthode. Elles impliquent la poursuite de travaux de recherche.

La profession chiropratique est également attachée au modèle bio-psychosocial. En effet, les troubles qui peuvent être en relation avec des dysfonctionnements articulaires vertébraux sont très variés, ce qui amène à les considérer comme multifactoriels plutôt que le seul effet de ces dysfonctionnements, tout particulièrement en cas de chronicité. C'est pourquoi les chiropracteurs se doivent d'être attentifs aux divers aspects des troubles, objectifs et subjectifs, de même qu'au vécu des patients dans leur environnement. Le modèle bio-psychosocial institue des relations plutôt que des causalités entre tous ces aspects, entre la vie vécue et la vie physiologique (Jolliot, 2014).

Ces modèles permettent d'accueillir les patients et d'aborder leur cas de manière aussi adaptée que possible. Il convient en outre de les situer dans le cadre des dispositions réglementaires et des habitudes culturelles de chaque pays. Cela explique pourquoi les pratiques de soins, y compris la chiropraxie, ont un style propre selon les pays. En France, la Haute Autorité de santé définit les recommandations de bonnes pratiques pour la chiropraxie.

Une pratique exclusive

La question se pose souvent de la possibilité d'associer le traitement chiropratique et d'autres traitements manuels. Il faut aussi envisager le cas des manœuvres pratiquées par des personnes non qualifiées.

Des procédures cohérentes

Dans une pratique exclusive de la chiropraxie — c'est-à-dire sans recourir à d'autres pratiques manuelles de manière très rapprochée — les procédures de traitement peuvent être mises en œuvre de manière progressive et évolutive, en tenant compte des réactions du patient. Elles peuvent alors pleinement montrer une efficacité qui n'est pas diluée ou contrariée par les effets d'autres traitements concomitants.

La multiplication des traitements se présente fréquemment dans le contexte général d'une grande offre de soins typique des sociétés occidentales. Les malades peuvent rechercher, souvent à l'insu des praticiens qui connaissent déjà bien leur cas, divers traitements de manière précipitée, pour bien faire, pour un soulagement aussi rapide que possible, par exemple lorsqu'ils n'ont pas obtenu immédiatement le soulagement escompté.

Ces traitements pourraient être pratiqués avant le plein effet d'un traitement en cours ; ils pourraient également être fondés sur des principes radicalement différents, avec le risque d'effets secondaires désagréables plutôt qu'une amélioration. En effet, les méthodes de soins ne sont pas identiques dans leur cohérence et dans la temporalité de leur action ; leur bien-fondé et leur efficacité s'affirment dans leur adaptation à l'évolution des cas. Nous y reviendrons à propos des procédures chiropratiques. La variété des traitements peut aussi désorienter les patients dans la compréhension de leur cas.

Ce qui précède n'exclut pas bien entendu que le traitement chiropratique puisse être associé avantageusement à d'autres traitements en tenant compte de l'ensemble de la démarche thérapeutique.

Un geste bien-fondé

Lorsqu'il est pratiqué par un praticien expérimenté, l'ajustement chiropratique peut paraître simple, aisé à reproduire, aux yeux d'une personne peu informée. Cependant, l'ajustement ne peut être reproduit par simple imitation. Il implique non seulement un savoir-faire longuement acquis, mais encore une analyse préalable pour l'adapter au patient, à ses symptômes et à son état général, ou bien au contraire pour s'abstenir d'intervenir. D.D. Palmer soulignait déjà qu'il ne suffit pas d'exécuter un geste habilement ; il faut savoir s'il est approprié, en fonction de critères déterminés. Il distinguait le savoir-faire, la manoeuvre (*art*) et le bien-fondé de la manœuvre (*the reason for doing so*) :

> « Une personne peut savoir ajuster des vertèbres ; beaucoup le font, sans aucune connaissance scientifique des raisons pour le faire. Elles l'apprennent comme un art ; elles savent comment procéder, mais elles ne savent pas pourquoi. L'art de l'ajustement doit être guidé par des connaissances scientifiques. » (*A person may be able to adjust vertebrae, many do so, without any scientific knowledge of the reason for doing so. They learn it as an art ; they know how, but not why. The art of adjusting should be guided by scientific knowledge.* Palmer, 1910, p. 276).

Le risque existe en effet que des manœuvres chiropratiques, ou dénommées telles, soient apprises à la hâte pour soulager le « mal de dos » et repositionner des « vertèbres déplacées ». Ces manœuvres constitueraient un simple catalogue dont on grappille des bribes en fonction d'une symptomatologie, pour profiter d'une efficacité rapide. Il s'agirait d'un bricolage, d'un dépannage empirique dont le bien-fondé et les effets seraient aléatoires.

Le geste chiropratique, l'ajustement, prend sa spécificité dans l'application des procédures chiropratiques et des connaissances fondamentales qui assurent sa cohérence, son efficacité et son innocuité. Il ne peut être dissocié de cet ensemble sans être amoindri. Cette caractéristique différencie le geste chiropratique d'autres pratiques manuelles.

L'enseignement des seules manœuvres, privées de cette cohérence, ne peut donc aboutir qu'à dénaturer la méthode chiropratique. L'OMS, dans son rapport de 2005, s'est exprimée à ce sujet : la méthode chiropratique ne consiste pas en des manœuvres sommaires pouvant être apprises en quelques heures (Voir l'Annexe 5).

Un champ d'application en repli

Très tôt, plusieurs orientations ont été envisagées pour définir la pratique chiropratique. 1. — La pratique des ajustements vertébraux pour corriger les subluxations vertébrales. 2. — La pratique des ajustements vertébraux et d'autres thérapies conservatrices en fonction de la symptomatologie. 3. — Ou encore la pratique des ajustements vertébraux pour harmoniser les fonctions de l'appareil musculo-squelettique (Keating, 1991).

Ces trois orientations ont eu et ont leurs partisans. Chacune d'elles a des incidences sur l'enseignement de la méthode. Des contraintes extérieures pèsent aussi sur la profession chiropratique pour déterminer une orientation, notamment celles liées à son statut dans les systèmes de santé, aux législations, ainsi qu'à l'évolution des pratiques de santé et aux changements de société.

Dans sa théorie optimiste D.D. Palmer considérait que l'ajustement chiropratique corrigeait les subluxations et, de ce fait, la cause des maladies. Aujourd'hui, les chiropracteurs ne souscrivent pas à cette affirmation réductrice et ils tiennent compte d'étiologies multifactorielles.

À ses débuts, la pratique chiropratique s'appuyait sur les principes de la méthode, sur le désir de soulager et sur l'efficacité. Si un ajustement a guéri un cas de surdité, pourrait-on l'appliquer à d'autres pathologies ? Les premiers chiropracteurs ont été amenés à traiter une multitude de cas très variés en raison des circonstances sociétales et médicales du début du XXe siècle aux États-Unis. On peut citer, selon les diagnostics qui étaient posés à l'époque : troubles cardiaques, troubles respiratoires (asthme, pneumonie), troubles gastro-intestinaux, perte de vision, mélancolie, paralysie infantile, etc. (Peters, 2005). D.D. Palmer envisageait aussi une chiropraxie vétérinaire.

Des chiropracteurs se sont orientés activement vers une grande variété de domaines : pédiatrie, gériatrie, santé mentale ; puis, progressivement, santé publique, accidents du travail, sports de haut niveau, etc. Dans les États de Californie, de l'Oregon et de l'Oklahoma le champ d'application était très vaste et comprenait l'obstétrique et la petite chirurgie. Il y eut quelques hôpitaux chiropratiques jusque dans les années 1950.

On peut noter également le rôle des chiropracteurs lors de l'épidémie de grippe espagnole de 1918-1919. Puis, jusque dans les années 1950, ils ont traité avec succès des cas de poliomyélite lors de la phase aiguë de la maladie (Wiese, 2005).

Au cours du XXe siècle, la pratique médicale a considérablement évolué. Dans le même temps, la pratique chiropratique s'est largement diffusée dans le monde entier, la situation de la profession s'est affirmée mais son champ d'application s'est trouvé restreint de plus en plus au système neuro-articulaire. Il y a corrélation entre ces évolutions. S'il était compréhensible de recourir au traitement chiropratique pour certaines pathologies dans les années 1920, par exemple les maladies infectieuses, cela ne l'était plus dans la deuxième moitié du XXe siècle. Il faut aussi tenir compte à ce propos des doutes exprimés quant à l'efficacité de la chiropraxie en dehors du traitement des troubles musculo-squelettiques.

Une orientation dans ce sens s'est manifestée aux États-Unis, particulièrement à partir des années 1960, lorsque certains chiropracteurs ont considéré que la spécialisation du champ d'application était nécessaire pour l'obtention d'un statut légal pour la méthode et pour la profession (Homola, 1995).

Aujourd'hui, en France, par exemple, les textes officiels circonscrivent le champ d'application de la méthode aux « troubles de l'appareil locomoteur du corps humain et de leurs conséquences, en particulier au niveau du rachis », évacuant de ce fait bien des traits de la pratique chiropratique à ses débuts (Voir l'Annexe 2).

Dans leur enthousiasme pour leur méthode, des chiropracteurs ont pu donner l'impression qu'ils ambitionnent de soulager une multitude de cas très divers. Des sarcasmes leur reprochent même de vouloir « tout » traiter. Des signes cliniques variés, un mal-être général peuvent disparaître ou régresser au cours du traitement, au-delà du soulagement des douleurs qui amenaient les patients à consulter. Les chiropracteurs se réjouissent de ces améliorations qui peuvent être l'effet de leur traitement. Cependant, ils connaissent bien les limites et les limitations de leur domaine. Elles sont exposées systématiquement aux étudiants dès le début de leurs études. Ceux-ci, devenus praticiens à leur tour, peuvent les constater au long de leur exercice professionnel, tout en observant l'efficacité de la méthode dans son champ d'application.

Depuis quelques décennies, un courant de pensée considère qu'il revient à la chiropraxie de devenir *chiropractic medicine*. Il s'agirait de faire entrer la chiropraxie dans le cadre des professions médicales plutôt que de la maintenir dans un cadre séparé. Son rôle pourrait être également d'embrasser plusieurs autres méthodes de santé naturelles. Les chiropracteurs pourraient aussi, comme c'est déjà le cas dans quelques pays, avoir un droit de prescription de certains remèdes ou médicaments. Ces orientations sont controversées.

La « métamorphose » de la chiropraxie se poursuit depuis un siècle. Des chiropracteurs s'interrogent. Quel est le degré de parenté entre la méthode de D.D. Palmer et la chiropraxie d'aujourd'hui ? Que devient sa théorie sous l'éclairage des sciences contemporaines ? C'est l'objet des travaux de recherche.

Des métaphores évocatrices

Au cours des siècles de nombreuses expressions ont décrit de manière imagée le « mal de dos ». Aujourd'hui, les expressions courantes de vertèbre ou de disque « déplacés », de nerf « coincé », de « bloquage » sont un discours que l'on ne peut guère discuter. Elles peuvent être perçues comme la version familière des formulations de dysfonctionnement articulaire ou de subluxation chiropratique. Si elles ne correspondent guère à une réalité anatomo-physiologique, elles illustrent par des images concrètes les perturbations de la fonction articulaire et leurs effets : la difficulté de se mouvoir, les douleurs et les gênes que ressentent tant de personnes dans leur vie quotidienne. Mais ce ne sont que des tournures langagières, des métaphores dont l'intérêt réside essentiellement dans un rôle descriptif.

Ces images qui viennent de la mécanique — pièce grippée, enrayée, qui fait l'objet d'un réglage — traduisent un contexte culturel où l'être humain est conçu comme une machine que l'on peut réparer. La métaphore de la machine se poursuit lorsqu'il est question de « circulation de l'énergie » : l'énergie qui entraîne la machine rejoint l'énergie symbolique qui harmonise et dynamise la personne.

Bien qu'imprécises, ces métaphores ont pu être utiles et elles le sont encore. En illustrant ce que ressent la personne qui souffre, elles lui fournissent un langage. Elles sont largement reprises par des praticiens de toutes tendances. Elles sont comparables à d'autres métaphores utilisées couramment dans la description de la douleur qui peut être ressentie comme un « coup de couteau » ou comme un « choc électrique », ce qui correspond rarement à l'expérience réelle de la personne. Elles sont aussi comparables aux nombreuses expressions qui se réfèrent aux parties du corps, notamment le « dos », pour traduire des états psychologiques.

Pourtant, la chiropraxie est victime de ce discours familier. Les métaphores prennent souvent la place de la réalité lorsque l'usage en est généralisé. Elles trompent insidieusement ceux mêmes qui y ont recours et façonnent des représentations. Ces expressions courantes ont contribué à affaiblir les notions chiropratiques de subluxation et d'ajustement ; elles ont brouillé la compréhension de la nature du traitement et du processus de guérison.

Elles peuvent en effet laisser entendre que la pratique chiropratique concerne le segment de la colonne vertébrale qui est douloureux, « bloqué », et consiste à remettre en place des vertèbres « déplacées » ou à dégager des nerfs « coincés ». Il s'agirait de « manipuler », de « faire craquer », pour un soulagement qui devrait être immédiat.

Se conjuguent ainsi diverses représentations des manœuvres chiropratiques : celles de manœuvres simples, stéréotypées, pouvant être apprises et pratiquées aisément (nous y avons déjà fait allusion) et dont on attend une efficacité certaine ; et celles de manœuvres brusques, potentiellement risquées. Ce contexte a créé un terrain favorable à de dures critiques de la pratique chiropratique qui serait brutale et dangereuse. Ces critiques ont été infirmées par des études approfondies (Voir les publications mentionnées dans l'Annexe 4).

Ce glissement dans la compréhension de la méthode et de ses procédures revient à transformer le traitement chiropratique en réglage instantané d'une pièce mécanique, alors qu'il s'agit d'un processus global, de l'harmonisation des fonctions articulaires et musculaires, qui s'inscrit dans la durée, en fonction de l'état général du patient.

Toutes ces métaphores et leurs connotations mécanistes sont en accord avec la culture ambiante et elles ont leur vie propre. Cependant, elles alourdissent le discours ; elles le simplifient. Terminologie hasardeuse, elles sont insuffisantes pour constituer une explication. Il convient de les remettre à la place discrète qui leur revient, celle d'expressions imagées mais limitées dans leur signification. Peut-être tomberont-elles en désuétude.

Des représentations de la chiropraxie

Le langage a ainsi contribué à créer une représentation étriquée et même erronée de la chiropraxie. Celle-ci se dissipe progressivement au profit de représentations objectives et étayées. Mais il existe encore un écart entre la manière dont les chiropracteurs conçoivent leur méthode et leur profession, la perception qu'en ont les autres professions de soins, les médias et le public. Plusieurs représentations de la chiropraxie se conjuguent parfois de manière bien déconcertante.

Tout d'abord, les conceptions que les chiropracteurs ont de leur méthode associent trois domaines de convergence. 1. — Des principes fondamentaux et une théorie envisagés après un siècle de réflexion ; la référence aux sciences fondamentales et cliniques au fur et à mesure de leur progression ; de grandes options thérapeutiques dans le cadre d'une méthode de santé naturelle ; de même qu'un code d'éthique. Cela constitue un domaine partagé par le plus grand nombre. 2. — Puis une expérience clinique et théorique acquise par des générations de praticiens et par les établissements d'enseignement est représentée par de grands groupes de la profession. 3. — Et enfin la manière de mettre en œuvre les procédures chiropratiques, le style de relations entre les praticiens et leurs patients, la prise en compte du contexte culturel dans lequel ils évoluent, représentent un domaine relativement divers.

Quant au public, aux médias et aux professionnels de la santé, ils perçoivent souvent la chiropraxie comme une thérapie complémentaire, comme un recours pour le soulagement du « mal de dos ». On constate certes, dans bien des cas, un éclairage équilibré et documenté. Mais on constate encore une compréhension superficielle et biaisée des principes de la méthode et de son champ d'application, de la formation des praticiens et de leur statut officiel. Cela est source de confusion pour les malades et étonne toujours les chiropracteurs.

Les malades s'adressent aux chiropracteurs après conseil d'autres praticiens, de patients et en fonction des informations fournies par les médias. Les métaphores et leurs connotations menaçantes s'insinuent dans toutes ces circonstances, à des degrés divers.

Ce qui importe souvent est d'être soulagé très rapidement, voire immédiatement, pour affronter les impératifs de la vie quotidienne, professionnelle ou autres. On se tourne aussi vers la chiropraxie pour compléter des traitements déjà entrepris, ou encore lorsque l'on a « tout essayé ». On escompte un traitement nouveau, différent.

Dans leur précipitation ou dans leur découragement les malades sont bien entendu pleins d'espoir. Il leur arrive de mettre les chiropracteurs, plus ou moins explicitement, et sans mauvaise intention, non pas dans une situation d'obligation de moyens, comme c'est le cas pour les pratiques de santé, mais dans la situation délicate d'obligation de résultat.

La pratique de la chiropraxie évolue au cœur de circonstances changeantes. Certes, le statut de la profession s'est affirmé ; la pratique est dorénavant bien définie dans de nombreux pays. Cependant, les dispositions légales et les informations officielles ne modifient pas rapidement les manières de penser et les représentations qui peuvent encore être incertaines.

Une certaine suspicion demeure ! Il arrive que le chiropracteur doive confirmer sa légitimité, c'est-à-dire son statut, sa formation, son style de pratique et la durée de son expérience professionnelle. Et, surtout, pratique-t-il des « manipulations » ?

La décision de recourir aux soins chiropratiques peut être précipitée ou longuement reportée. Une fois la décision prise, comment rencontre-t-on le chiropracteur ? Comment chaque cas est-il abordé ? Ce sera le propos de la quatrième partie.

Quatrième partie

La compréhension des cas

La compréhension des cas s'établit selon des règles de bonne pratique, reconnues et codifiées, aussi selon une évolution qui est parfois imprévue. Elle ne peut pas toujours être immédiate et complète.

La rencontre avec le patient

La rencontre entre le patient et le praticien se situe au cours de l'anamnèse. C'est un préalable qui va de soi. C'est aussi un thème que l'on développe assez peu ; il convient cependant de s'y attarder. Ce préalable implique une écoute adaptée à la personne, à son comportement et à son langage. C'est à ce moment que peut s'établir une relation de confiance réciproque.

L'anamnèse suscite une narration. Si elle est parfois quelque peu malhabile ou timide, la culture lui fournit une cohérence. Signes et symptômes, expérience quotidienne et vécu intime sont marqués par la culture ambiante. Si l'interprétation du praticien n'est pas toujours totalement scientifique, la narration du patient n'est pas nécessairement imprécise. Il convient de saisir la manière dont les personnes comprennent les troubles qui les amènent à consulter, ce qui les pousse à consulter et leurs attentes. Il n'est d'ailleurs pas certain que les malades s'adressent de la même manière aux chiropracteurs et à d'autres praticiens. L'anamnèse est reprise en cours de traitement : il peut y avoir eu des oublis et des malentendus.

La douleur est généralement le symptôme principal qui conduit les personnes à consulter un chiropracteur, voire le seul. Elle est le départ d'une communication. Elle est subjective et elle est toujours chose sérieuse. Le praticien s'interroge sur la relation entre la douleur et une lésion ou un dysfonctionnement ; il lui revient de nommer le mal. Mais il y a la douleur et le vécu douloureux, l'atteinte à l'intégrité du schéma corporel, l'influence sur les comportements.

La douleur chronique perturbe gravement le parcours de vie des personnes et le conditionne. Phénomène complexe, elle comprend des dimensions affectives importantes. Par son caractère répétitif, prolongé, la douleur physique devient souffrance psychique ; elle confronte à l'impuissance, à l'échec. Il y a le corps objectif, défini, mesuré, et le corps subjectif, senti, entravé. Peut-on les réconcilier ?

L'interrogatoire fouillé des chiropracteurs surprend parfois les personnes qui les consultent, ainsi que les autres praticiens qui suivent leur cas. Ne s'agit-il pas seulement de « remettre en place des vertèbres déplacées », souvent déjà identifiées ? Ce souci du détail est pourtant indispensable car le traitement chiropratique doit être modulé par la nature des signes et des symptômes, par l'état général du patient, par son style de vie et par les autres traitements déjà suivis. Ces facteurs peuvent aussi influencer ou compromettre l'amélioration que le chiropracteur pourrait raisonnablement escompter. Ils pourraient en outre inciter à reporter le traitement et peut-être à l'interdire.

L'étape de l'anamnèse est d'autant plus marquante qu'une culture médicale est maintenant largement disponible, notamment par l'internet. Elle s'installe comme un tiers dans la relation entre le patient et le praticien. Si cette situation manifeste le désir bien légitime des personnes de s'informer, de se familiariser avec le vocabulaire médical, de se prendre en charge et d'être responsables de leur santé, elle est aussi source d'anxiété et de confusion qu'il faut s'efforcer de dissiper. Dans ce contexte, une zone d'imprécision peut exister entre ce que l'un et l'autre croient avoir dit et avoir compris. C'est pourquoi il convient d'adapter son discours à chaque patient, à ses attentes, tout en restant au plus proche des données objectives.

Un traitement évolutif

Les troubles musculo-squelettiques s'inscrivent dans un grand nombre de syndromes ou de pathologies et ne sont donc pas tous traités de manière identique. Une évaluation — qui ne peut pas toujours être immédiate et complète — permet d'en définir l'étiologie et de prévoir la conduite du traitement. L'imagerie et les résultats d'autres examens, puis l'examen du malade et les procédures chiropratiques, complètent et enrichissent les données recueillies lors de l'anamnèse.

Il va de soi que le traitement est adapté à la personne, à la gravité et à la chronicité des troubles ; il tient compte d'éventuelles contre-indications. Si les chiropracteurs n'avaient pas pris soin d'évaluer les cas qui se présentent à eux, la profession n'aurait pas survécu jusqu'à maintenant.

Le premier objectif est bien entendu le soulagement des troubles qui amènent le patient à consulter. La conduite du traitement est différente selon qu'il s'agit de douleurs aiguës ou chroniques. Dans les cas chroniques, l'objectif est que les troubles deviennent moins fréquents et moins handicapants. L'idée répandue selon laquelle le traitement chiropratique devrait être efficace immédiatement ou très rapidement, faute de quoi il serait inadapté ou inopérant, voire sans valeur, devrait maintenant être dépassée grâce à une bonne compréhension de la nature du traitement.

La prise en compte de la réaction du patient dès le début du traitement est essentielle dans la différenciation des cas. Cette réaction conditionne le pronostic, c'est-à-dire la manière dont le praticien envisage un programme de traitement. Cela n'est pas toujours aisé à formuler en cas de troubles fonctionnels chroniques. C'est pourquoi la répétition d'examens cliniques est indispensable.

Les commentaires du patient sont tout aussi instructifs ; la manière — positive ou négative, spontanée ou hésitante — dont il exprime le ressenti d'une évolution lui est personnelle et peut ne pas être mesurable de manière rigoureuse. Son rôle est majeur dans cette évolution par les précautions qu'il observe, ou néglige d'observer, après les épisodes douloureux.

L'amélioration peut être rapide, même spectaculaire, mais le traitement ne consiste pas dans le réglage d'une pièce mécanique et il faut tenir compte dans la plupart des cas des conditions de récupération de l'organisme. Il s'agit d'un processus qui est fonction de maints facteurs déjà évoqués : la nature et l'ancienneté des troubles, l'état général et les activités des personnes, etc. C'est pourquoi il est parfois difficile de prévoir d'emblée le programme de traitement et sa durée. Cela peut être surprenant pour les patients qui tiennent à savoir rapidement quels seront la durée et le coût des soins.

De manière générale, le soulagement de la douleur ne signifie pas nécessairement la normalisation de la fonction articulaire. Se limiter à ce critère revient bien souvent à négliger les circonstances qui en favorisent le retour, c'est-à-dire la chronicité aux conséquences diverses, notamment socio-professionnelles.

Vers la prévention

Au-delà de l'objectif du soulagement de la douleur et de l'amélioration du bien-être, un suivi personnalisé peut, autant que possible, prolonger l'amélioration, réduire les risques de rechute et d'aggravation, ainsi que contribuer à maintenir un bon état général. Le traitement évolue alors vers la prévention. Il s'agit ici de prévention dans le cadre de la méthode chiropratique et non pas de médecine préventive.

Cette démarche présente deux aspects, l'attitude du praticien et celle du patient. Le chiropracteur formule des recommandations raisonnables, à un moment déterminé, en fonction de l'état de santé et du mode de vie de la personne. Le chiropracteur propose et laisse le choix. Quant au patient, la prévention est dans tous les cas une initiative de sa part, un choix personnel. Il interprète les conseils qui lui sont donnés à sa manière, selon une logique qui lui est propre : en fonction de ce qui est perçu de la gravité des troubles et de leurs répercussions sur la vie quotidienne ; selon les attitudes face à la maladie qui varient selon les personnes et les cultures ; également selon la nature du système de santé et la prise en charge des coûts.

Les recommandations du praticien quant au rôle préventif de la chiropraxie sont parfois source de malentendus, faisant peut-être entrevoir des soins de longue durée. C'est une impression hâtive car les chiropracteurs sont très attachés à la démarche qui implique une attention particulière à cet état intermédiaire — caractérisé par des troubles mineurs et passagers — entre la santé, une bonne condition physique, et l'apparition de troubles importants (Janse, 1976). Cette démarche de prévention est d'ailleurs comparable à celle de la plupart des méthodes de soins.

La méthode chiropratique, qui accorde une grande attention aux relations entre la santé et le vécu des personnes dans leur environnement, peut être associée efficacement à bien des étapes de l'existence et aux âges de la vie : enfance et adolescence ; pendant la grossesse et après l'accouchement ; après des traumatismes ; dans le cas de pratique sportive intensive, de surmenage, etc.

Les procédures chiropratiques

Les nombreuses procédures chiropratiques représentent des applications cliniques de la théorie chiropratique. Elles sont couramment dénommées techniques chiropratiques, une terminologie qui ne rend pourtant pas compte de manière adéquate de l'ensemble des caractéristiques et des étapes qui les constituent. Ce sont ces caractéristiques et ces étapes qui leur confèrent la cohérence indispensable déjà évoquée dans les pages qui précèdent.

Ces procédures tiennent compte de l'ensemble de l'appareil musculo-squelettique et non pas seulement de la région symptomatique. Cela est un trait distinctif de la méthode chiropratique. Elles privilégient toutes l'intégrité des tissus, notamment des tissus neurologiques. Certaines d'entre elles sont fort anciennes et ont été amplement enrichies ; elles ont suivi la progression des sciences fondamentales et cliniques.

Elles comprennent nécessairement plusieurs étapes. Tout d'abord un examen du patient et une analyse prolongent l'anamnèse et l'examen clinique habituels et conditionnent la mise en œuvre des pratiques d'ajustements. Des nomenclatures codifiées décrivent ces différentes étapes. Grâce à des manœuvres variées le traitement peut être adapté aux cas individuels. Puis des examens de contrôle permettent de vérifier la réaction immédiate au traitement et enfin l'évolution ultérieure.

Un élément essentiel de l'examen chiropratique est bien entendu la palpation manuelle, savoir-faire codifié mais adaptable : l'art de l'examen par le toucher. Elle a été particulièrement étudiée en Europe par Henri Gillet et Maurice Liekens.

Chacune des procédures peut privilégier un élément particulier de la méthode chiropratique, par exemple l'analyse radiologique, l'analyse de la posture et du mouvement, le bilan musculaire, la localisation thérapeutique, etc. Elles peuvent également privilégier une orientation biomécanique ou une orientation symbolique, telle que la « circulation de la force vitale, de l'énergie ». Nous avons envisagé dans *La Force vitale...* comment les chiropracteurs associent ces orientations dans leur pratique. Selon les procédures utilisées un équipement particulier peut être requis.

Les procédures chiropratiques ne sont pas radicalement différentes les unes des autres et elles peuvent être pratiquées en complémentarité. Les chiropracteurs ne se limitent pas systématiquement à une procédure déterminée que l'on serait tenté de considérer comme typique de leur pratique, ce qui serait réducteur et amoindrirait la portée de leur acte. Au contraire, ils adaptent les procédures aux besoins de chaque patient. Plusieurs procédures peuvent ainsi être associées afin d'intervenir de manière appropriée et progressive au fur et à mesure de l'évolution des signes et des symptômes.

Il arrive que des patients manifestent une appréhension devant l'inconnu de la méthode chiropratique. Des explications peuvent aisément les rassurer en leur présentant les différentes modalités de traitement en fonction des principes chiropratiques et en fonction de leur cas particulier à un moment déterminé. Puis ils sont agréablement surpris de constater que les circonstances du traitement ne provoquent aucun inconfort et permettent de se sentir tout à fait à l'aise.

Les procédures chiropratiques sont enrichies de l'expérience des praticiens et de l'appréciation des patients. Elles séduisent. Comme la subluxation et l'ajustement, elles suscitent — de longue date — beaucoup d'intérêt et une sympathie active de la part d'autres professions de soins.

Élaboration culturelle et subjectivité

La biomédecine définit aujourd'hui des critères qui s'imposent dans toutes les aires culturelles, mais la perception de la maladie est toujours apprise et sélective. Les limites, plus ou moins progressives, plus ou moins précises, entre le normal et le pathologique sont évaluées diversement ; elles dépendent de la culture d'une société à un moment déterminé et d'appréciations individuelles. Cela a été évoqué à plusieurs reprises. On considère en anthropologie des biologies locales. Il y a par exemple diverses manières de se représenter le « mal de dos » ! Le regard de la société et des méthodes de santé joue un rôle majeur dans la définition, dans l'aggravation ou dans le soulagement des pathologies et des troubles fonctionnels.

On pouvait écrire, il y a plusieurs décennies, que beaucoup de personnes négligent les signes et symptômes précoces de fonctions perturbées jusqu'à ce qu'ils deviennent, parfois très lentement, des troubles chroniques et handicapants qui incitent à rechercher l'aide d'un praticien (Janse, 1976). C'est ce que constatent toujours les chiropracteurs. Des troubles légers, mineurs, ont bien souvent été ignorés pendant longtemps alors qu'ils auraient pu être soulagés aisément. Pourquoi ? « On ne s'écoute pas. » ; « Ça passera. » ; « C'est l'âge. » ; « C'est le stress. » ; « C'est le temps. »…

Si ce genre d'attitude persiste, si les malades demeurent attachés à leur interprétation personnelle, qui est souvent astucieuse, les circonstances ont pourtant changé. On sait bien aujoud'hui que l'absence de troubles, ou la présence de troubles mineurs, ne signifie pas nécessairement santé parfaite, même si l'on n'applique pas toujours ce savoir à son cas personnel.

Des connaissances médicales facilement accessibles, des recommandations officielles (bilans réguliers, campagnes de dépistage, mesures de prévention, prise en compte du style de vie, de l'histoire familiale, etc.) conduisent à une appréciation complexe de la santé et de la maladie qui peut provoquer l'angoisse des intéressés.

En tant qu'expérience transformante, les troubles de la santé, mal-être, échecs, avanies, imprègnent les styles de vie et la vision du monde. Quelle qu'en soit la gravité, ils sont menaçants ; ils annoncent la perte d'autonomie. C'est alors que des explications exotiques et métaphysiques peuvent attirer et séduire certains. Elles font souvent appel à des croyances plutôt qu'à des données objectives.

Les croyances font intrinsèquement partie des pratiques de santé. Elles se greffent sur le savoir médical. Plutôt que contradictoires, croyances et démarche scientifique font partie de visions du monde distinctes mais elles se conjuguent dans l'intimité des personnes.

Rappelons, à titre d'exemple, les notions anciennes de force vitale et de holisme qui font partie des principes chiropratiques (Jolliot, 2006, 2012). Ces notions illustrent les efforts de l'être humain à toutes les époques pour saisir des réalités subtiles et pour les mettre en oeuvre. Elles participent à plusieurs domaines de connaissance ; elles ne sont guère définies mais suscitent des interprétations qui sont des discours à succès.

Elles fournissent en effet un langage qui sait exprimer, souvent de manière poétique, l'unité de la personne dans son environnement. Elles proposent une explication, ou un complément d'explication, de la nature des troubles, de l'effet du traitement et du processus de récupération pour les patients qui suivent cette démarche. L'expérience individuelle détermine la signification de ces notions qui deviennent une construction personnelle. En s'adressant à l'affectivité, elles réconfortent ; elles réconcilient le corps objectif et le corps subjectif, tout au moins temporairement. Elles peuvent de ce fait avoir une efficacité propre en participant à l'effet placebo.

Les circonstances sont souvent complexes. La difficulté de la compréhension des cas, du pronostic, peut se présenter à plusieurs étapes de la relation thérapeutique. C'est pourquoi des examens complémentaires et d'autres méthodes thérapeutiques peuvent être associés avantageusement au traitement chiropratique.

Des études montrent d'ailleurs de manière convaincante que l'association concertée de traitements médicaux et de traitements chiropratiques assure des soins de qualité et la satisfaction des patients. C'est pourquoi les soins chiropratiques ne sont plus cantonnés dans une marginalité imprécise mais font désormais partie du système de santé de nombreux pays d'Europe, d'Amérique et d'Asie.

Des effets multiples

Toutes les étapes, tous les thèmes qui viennent d'être évoqués devraient être envisagés dans leurs interrelations nombreuses. Ils méritent des développements détaillés. C'est déjà le cas pour beaucoup d'entre eux ; ce sera encore le cas pour d'autres. Autant de fils conducteurs pour la compréhension de la chiropraxie, méthode et profession…

Les facettes de ses principes fondamentaux enrichissent la chiropraxie. Son originalité réside dans leur synthèse harmonieuse, ainsi que dans un effort continu de réflexion, d'innovation et d'adaptation au cours de son histoire.

Principes et théorie semblent indiquer que l'efficacité du traitement n'est pas uniquement le fait de la pratique manuelle, l'ajustement chiropratique. Celle-ci est bien entendu essentielle. Au-delà, d'autres traits sous-tendent et complètent le traitement : certains participent à la compréhension et à l'évolution des cas ; d'autres nourrissent l'affectivité. La maladie comprend des dimensions physiques et existentielles ; l'art de soigner ne se limite pas à des procédures techniques.

La chiropraxie propose une conception de la santé et de la maladie. L'attention primordiale aux relations anatomiques et fonctionnelles entre l'appareil locomoteur et l'appareil nerveux constitue son fondement théorique et conditionne l'attitude thérapeutique. Y sont associés la conduite du traitement et l'ensemble des procédures ; la préférence pour le naturisme (si possible) et une dimension symbolique (peut-être) ; et, finalement, la relation qui s'instaure entre le patient et le praticien. Autant de fils conducteurs pour la compréhension des cas…

Tous ces traits participent de l'art de soigner dans le cadre d'une méthode à part entière. Ils ne peuvent guère être isolés dans la pratique clinique ni dans les réflexions théoriques sinon la compréhension de la méthode et de sa spécificité en souffrirait.

Si bien des patients considèrent que le traitement chiropratique est différent d'autres traitements, il n'est pas aisé de définir pourquoi (Coulter, 1999). La chiropraxie n'est pas la seule méthode à s'intéresser aux relations entre la santé et les fonctions neurologiques et articulaires ; les troubles traités par les chiropracteurs sont également traités par d'autres professionnels de la santé ; la forme de traitement n'est pas non plus unique aux chiropracteurs. Pourtant, la chiropraxie, méthode et profession, demeure autonome. Pour quelles raisons ? L'association d'une conception de la santé et d'une forme de traitement crée un style de pratique — la science et l'art de la chiropraxie — qui pourrait lui être tout à fait particulier.

Une intervention structurelle pouvant avoir des effets multiples a certainement contribué au caractère personnalisé des soins chiropratiques. Bien des patients, qui s'attendaient à la « remise en place d'une vertèbre déplacée », ont découvert l'anamnèse détaillée et l'examen pratiqué par les chiropracteurs. Ils ont constaté que l'intervention structurelle, accompagnée de conseils appropriés à leur cas, pouvait aboutir à des améliorations notables, même après des années de souffrance.

L'examen physique et les procédures d'ajustement peuvent en effet avoir des réverbérations physiologiques et psychologiques variées, parfois imprévisibles : certes, le soulagement de la douleur, l'amélioration de la posture et de la mobilité, une meilleure adaptation proprioceptive ; et encore une amélioration du sommeil, des modifications de l'humeur et du timbre de la voix ; un mieux-être général et un changement subtil de la conscience corporelle. Et enfin, bien souvent, les patients apprécient la compréhension de leur cas telle qu'elle leur est proposée, associée à leur état général et à leur style de vie.

En 1993, Jennifer Jamison, du Royal Melbourne Institute of Technology, RMIT (Australie), considérait, au terme d'une enquête portant sur plusieurs dizaines de cabinets chiropratiques, que le trait holistique de la chiropraxie est le fait de la rencontre entre le patient et le chiropracteur. Ce qu'elle commentait ainsi :

> « En dépit du caractère réductionniste d'un bilan et d'un traitement musculo-squelettique, l'observation des pratiques suggère nettement que la rencontre entre le patient et le chiropracteur est une expérience holistique forte. » (*Despite the reductionist nature of musculo-skeletal assessment and therapy, practice observation would suggest that the patient-chiropractor encounter is an overwhelmingly holistic experience.* Jamison, 1993).

Elle poursuivait :

> « La notion selon laquelle une intervention structurelle peut avoir un effet global a certainement conféré aux soins chiropratiques un caractère personnalisé dans le cadre d'une relation interpersonnelle. C'est de plus le fait d'une relation centrée sur le patient, plutôt qu'une approche délibérément multifactorielle, qui rend la chiropraxie holistique. » (*The notion of a structural intervention having a global effect has certainly contributed to the personalized and interactive focus of chiropractic care. It is furthermore this patient-centredness rather than any deliberately multifactorial approach which makes chiropractic holistic.* Ibid.).

Aujourd'hui, les commentaires de Jennifer Jamison sont toujours d'actualité. Ce qui constitue la chiropraxie comme une pratique globale, holistique (*chiropractic holism*), c'est la constatation que le traitement chiropratique peut avoir des effets multiples, ainsi que la qualité de la relation entre le patient et le praticien.

Cette relation est un dialogue singulier, souvent fragile. Dans toute pratique de soins, quelle que soit la démarche théorique, une attitude bien adaptée au patient, une attitude d'écoute et de sollicitude bienveillante — ce qui est joliment dénommé en Amérique du Nord *TLC*, *tender loving care* — demeurent essentielles, surtout dans les cas chroniques.

Au-delà de la relation thérapeutique, la personne et sa créativité ont toujours un rôle primordial. Les patients décident de ce qui leur convient et expriment leur propre appréciation de la qualité des soins, dans leurs termes, en fonction de leurs attentes et de leur expérience, à un moment déterminé de leur vie. L'attitude holistique est une création active de la personne qui l'adapte au fil de circonstances changeantes.

Si la chiropraxie propose dans bien des cas, dans le champ d'application qui est le sien, un traitement aux effets multiples, la méthode et la profession ont aussi un rôle multiple parmi les professions de la santé en s'associant à leurs réflexions et à leur pratique. Grâce à ses apports théoriques, techniques et cliniques, la chiropraxie a participé à l'étude de plusieurs thèmes ou domaines : la notion de dysfonctionnement articulaire ; la définition d'une terminologie nouvelle ; la diversification des procédures d'examen et de traitement ; l'analyse et la compréhension des cas ; de même que la mise au point d'équipements innovants. Cette participation se poursuit. Par des travaux de recherche et l'expérience de ses praticiens, la chiropraxie entend continuer de s'associer aux évolutions scientifiques et à leurs applications.

Méthode à part entière dans le domaine qui est le sien, plutôt qu'une forme mineure d'orthopédie ou un ensemble de techniques de manipulations parmi d'autres, la chiropraxie envisage traitement et prévention selon un style qui lui est propre. Elle favorise un recours élargi aux pratiques manuelles. En effet, tout en contribuant au soulagement des syndromes douloureux d'origine articulaire dont elle réduit la chronicité, elle peut contribuer au soulagement de maints troubles fonctionnels, ce tribut de la santé au style de vie contemporain.

Cela conduit la chiropraxie à accorder une attention particulière aux changements de société. Elle constate l'intérêt des malades pour les méthodes de soins naturelles, ainsi que le souci du développement harmonieux des personnes dans leur environnement. Elle manifeste aussi son intérêt pour les questions de santé publique, spécialement l'accroissement des maladies chroniques, le coût des traitements et les soins aux plus démunis.

Les législations de nombreux pays en faveur de la chiropraxie ne sont pas fortuites. Elles confirment l'intérêt que présente la méthode pour les malades et pour les systèmes de santé, ce qui se traduit notamment par la présence des chiropracteurs dans des services hospitaliers et dans des organismes de santé publique.

Le parcours de la chiropraxie est riche. Elle est inscrite dans le temps long, dans l'histoire des idées, des sociétés et des méthodes de santé, ce qu'illustre son apport dans de nombreux domaines. Ses caractéristiques convergent vers le modèle bio-psychosocial. Ce modèle propose, outre la poursuite des réflexions et des travaux de recherche déjà entrepris, une orientation complémentaire vers les sciences humaines. Celles-ci rappellent l'humanité de l'homme.

Tout en suivant une progression scientifique et technique, les méthodes de santé demeurent une démarche hautement culturelle. C'est pourquoi un parcours renouvelé de réflexion et de recherche peut s'offrir à la chiropraxie à la conjonction des sciences cliniques et des sciences humaines.

Août 2016

Glossaire

AJUSTEMENT CHIROPRATIQUE. Intervention manuelle propre à la chiropraxie, particulièrement au niveau des articulations intervertébrales. Il est dénommé manipulation dans les textes officiels français relatifs à la chiropraxie.

ÉTABLISSEMENTS D'ENSEIGNEMENT DE LA CHIROPRAXIE. Ils sont dénommés différemment selon les pays et leurs structures académiques officielles : institut, *college*, *university*, etc. Il en est de même pour les diplômes qui sanctionnent les formations officielles, même si le niveau de ces formations est équivalent.

MANIPULATION ARTICULAIRE. Terme générique désignant une intervention manuelle au niveau des articulations. Dénommée ajustement en chiropraxie.

METHODE CHIROPRATIQUE. La chiropraxie en tant que méthode de soins, ses principes fondamentaux, sa théorie, ses procédures de traitement et son champ d'application.

NATURISME. Cette doctrine remonte à l'Antiquité. Elle encourage à privilégier les traitements naturels et un mode de vie en harmonie avec la nature (hygiène, nutrition, simplicité de vie).

PRINCIPES FONDAMENTAUX, THEORIE CHIROPRATIQUE. Ils fondent la méthode chiropratique, ses conceptions de la santé et de la maladie, ainsi qu'une démarche thérapeutique.

PROCEDURES CHIROPRATIQUES. Procédures de traitement qui se situent dans le cadre de la théorie chiropratique et de l'ensemble de la méthode. Ces procédures comprennent une analyse des cas et des manœuvres spécifiques. Elles sont couramment dénommées techniques chiropratiques.

PROFESSION CHIROPRATIQUE. Ensemble des chiropracteurs titulaires d'un diplôme officiel et affiliés à des organismes professionnels qui les représentent.

SUBLUXATION CHIROPRATIQUE. Dysfonctionnement articulaire, principalement des articulations intervertébrales, défini dans le cadre de la théorie chiropratique.

Chronologie

1845	Naissance de Daniel David Palmer à Port Perry, Ontario, Canada.
1881	Naissance de Bartlett Joshua Palmer, fils de D.D. Palmer.
1886	Aux États-Unis, D.D. Palmer débute la pratique du magnétisme.
1895	À Davenport, dans l'Iowa, D.D. Palmer fonde la méthode qui sera dénommée *chiropractic*.
1897	À Davenport, début de l'enseignement de la chiropraxie.
1904	Dans l'État d'Illinois, délivrance d'une autorisation de pratiquer à deux chiropracteurs.
1908	À Davenport, B.J. Palmer met au point une table de traitement basculante (Hylo). En Europe, début non attesté de la pratique de la chiropraxie.
1909	Au Canada, à Sault Ste Marie, Ontario, début de l'enseignement de la chiropraxie.
1910	À Davenport, début de l'utilisation de la radiologie à la Palmer School and Cure. Publication de l'ouvrage de D.D. Palmer intitulé *The Chiropractor's Adjuster. Text-Book of the Science, Art and Philosophy of Chiropractic*.
Années 1910	Début de l'élaboration des critères d'enseignement de la chiropraxie.

1913	Décès de D.D. Palmer à Los Angeles, Californie. Première légalisation de la chiropraxie dans l'État du Kansas.
1914	Publication posthume d'écrits de D.D. Palmer sous le titre *The Chiropractor*.
Années 1920	En Europe, début attesté de la pratique de la chiropraxie et création d'organismes professionnels.
1932	Création de l'organisme European Chiropractors' Union (ECU).
1937	En Suisse, dans le Canton de Lucerne, première légalisation de la chiropraxie en Europe.
1944	Aux États-Unis, création de Foundation for Chiropractic Education and Research (FCER).
1961	Décès de Bartlett Joshua Palmer.
1963	Aux États-Unis, création de National Board of Chiropractic Examiners (NBCE).
1965	Au Royaume-Uni, création du premier établissement européen d'enseignement de la chiropraxie, Anglo-European College of Chiropractic (AECC).
1974	Aux États-Unis, le Council on Chiropractic Education (CCE) est reconnu comme organisme d'agrément (*accreditation*) national. Fin du processus de légalisation de la chiropraxie, dans l'État de Louisiane.
1980	Aux États-Unis, création de Association for the History of Chiropractic (AHC).
1982	Le périodique *Journal of Manipulative and Physiological Therapeutics* devient la première publication chiropratique référencée à l'*Index Medicus*.
1984	En France, création de l'Institut français de chiropratique (IFC), aujourd'hui Institut franco-européen de chiropraxie (IFEC).

1986 En Europe, création de European Council on Chiropractic Education (ECCE).

1987 Création de la Fédération internationale de Chiropratique du Sport, International Federation of Sports Chiropractic (FICS).
En France, l'IFC est officiellement autorisé à poursuivre son enseignement.

1988 Création de la Fédération mondiale de chiropratique, World Federation of Chiropractic (WFC).

1995 Centenaire de la chiropraxie.

1997 L'OMS reconnaît à la WFC le statut d'organisation non gouvernementale affiliée.

2001 Création des Councils on Chiropractic Education International (CCEI).

2002 En France, adoption de la loi n° 2002-303 du 4 mars 2002 dont l'article 75 est relatif à la chiropraxie.

2005 L'OMS publie une étude sur la chiropraxie.

2006 En Europe, création de European Academy of Chiropractic (EAC), un organisme de European Chiropractors' Union.

2011 En France, le décret n° 2011-32 du 7 janvier 2011 du Ministère du travail, de l'emploi et de la santé définit une réglementation pour la pratique de la chiropraxie.

2013 En France, décision n° 2013-94-001 du 6 mai 2013 du Ministère des affaires sociales et de la santé portant agrément de l'Institut franco-européen de chiropraxie pour dispenser une formation en chiropraxie.

Annexe 1

La terminologie en chiropraxie

La terminologie des débuts de la chiropraxie est en anglais. Elle est *chiropractic* pour la méthode et *chiropractor* pour le praticien. Elle a été maintenue jusqu'à aujourd'hui. Elle a aussi été adaptée dans d'autres langues au fur et à mesure de la diffusion de la méthode dans le monde.

La terminologie en langue française reflète l'histoire de la profession ; elle est variable selon les époques et selon les pays. Le terme « chiropraxie » apparaît en France dans les années trente du XXe siècle. On a également utilisé les termes « chirothérapie », « chiropractique », « chiropractie » et « chiropratique ». La terminologie retenue par le législateur français en 2002 puis en 2011 est « chiropraxie » pour la méthode et « chiropracteur, chiropractrice » pour les praticiens ; l'adjectif est « chiropratique ».

Dans les autres pays francophones, la terminologie est « chiropratique » pour la méthode et « chiropraticien, chiropraticienne » pour les praticiens.

Dans le langage courant, hors de la profession chiropratique, les termes ci-dessus sont parfois utilisés de manière changeante. Ils peuvent aussi être utilisés de manière imprécise par des praticiens n'ayant pas de formation officielle en chiropraxie.

Annexe 2

Des définitions de la chiropraxie et de son champ d'application

(Dans la langue originale de rédaction)

2015 — France, Académie nationale de médecine

Dictionnaire médical de l'Académie nationale de médecine
(Version 2015)

Définition de la chiropraxie.

« Méthode thérapeutique consistant en diverses manipulations manuelles sur les articulations, principalement la colonne vertébrale et se proposant de remédier à certaines affections de l'appareil locomoteur et parfois viscérales. »

Définition de la manipulation en chiropraxie.

« En chiropraxie la manipulation consiste en un geste rapide du praticien appliquant à une articulation visée une impulsion de haute vélocité et de faible amplitude. Elle est délivrée en un point déterminé, aux caractéristiques (sens, direction, amplitude) parfois représentables par un vecteur et choisies en tenant compte de l'état articulaire. La manipulation a pour effet un mouvement articulaire passif, contrôlé, forcé, rapide, atteignant l'espace dit paraphysiologique. »

2014 — Association française de chiropraxie (AFC)

« La chiropraxie a pour objet la détection, le traitement et la prévention des dysfonctionnements du squelette et de leurs conséquences, notamment au niveau de la colonne vertébrale et des membres. Ces dysfonctionnements se traduisent notamment par des douleurs ou une limitation du mouvement.

« La chiropraxie se fonde sur une conception globale du fonctionnement de l'organisme et des relations existant entre la colonne vertébrale, le système nerveux et certains troubles de la santé. Elle prend ainsi en compte les facultés de récupération du corps humain. Elle repose principalement sur les actes de manipulation vertébrale, de manœuvre d'ajustement vertébral et de mobilisation des articulations. La chiropraxie est donc une réponse naturelle, non médicamenteuse, préventive autant que curative.

« La chiropraxie est reconnue par le Code de la santé publique qui réserve le titre de chiropracteur aux professionnels justifiant d'un diplôme agréé par le Ministère de la santé. »

2011 — France, Ministère du travail, de l'emploi et de la santé

Décret n° 2011-32 du 7 janvier 2011 relatif aux actes
et aux conditions d'exercice de la chiropraxie
Journal officiel de la République française du 9 janvier 2011

« Article 1er — Les praticiens justifiant d'un titre de chiropracteur sont autorisés à pratiquer des actes de manipulation et mobilisation manuelles, instrumentales ou assistées mécaniquement, directes et indirectes, avec ou sans vecteur de force, ayant pour seul but de prévenir ou de remédier à des troubles de l'appareil locomoteur du corps humain et de leurs conséquences, en particulier au niveau du rachis, à l'exclusion des pathologies organiques qui nécessitent une intervention thérapeutique, médicale, chirurgicale, médicamenteuse ou par agents physiques. Ils exercent dans le respect des recommandations de bonnes pratiques établies par la Haute Autorité de santé.

« Ces actes de manipulation et mobilisation sont neuromusculo-squelettiques, exclusivement externes. Ils peuvent être complétés par des conseils ou des techniques non invasives, conservatrices et non médicamenteuses à visée antalgique. ».

2005 — European Chiropractors' Union (ECU)

« Chiropractic is a primary contact health profession with its own unique principles and practice. Chiropractic care, including diagnosis and management, focuses upon the relationship between structure, primarily the spine, and function, primarily via the nervous system, as it relates to health, posture and performance. »

2005 — Organisation mondiale de la santé (OMS), World Health Organization (WHO)

« A health care profession concerned with the diagnosis, treatment and prevention of disorders of the neuromusculo-skeletal system and the effects of these disorders on general health. There is an emphasis on manual techniques, including joint adjustment and/or manipulation with a particular focus on subluxations. »

2001 — World Federation of Chiropractic (WFC)

« A health profession concerned with the diagnosis, treatment and prevention of mechanical disorders of the musculoskeletal system, and the effects of these disorders on the function of the nervous system and general health. There is an emphasis on manual treatments including spinal adjustment and other joint and soft tissue manipulation. »

Annexe 3

Des organismes internationaux de la profession chiropratique

Association of Chiropractic Colleges (ACC)
www.chirocolleges.org
Association for the History of Chiropractic (AHC)
www.historyofchiropractic.org
Councils on Chiropractic Education International (CCEI)
www.cceintl.org
European Academy of Chiropractic (EAC)
www.eacacademy.eu
European Chiropractors' Union (ECU)
www.ecunion.eu
European Council on Chiropractic Education (ECCE)
www.cce-europe.org
Fédération internationale de Chiropratique du Sport (FICS)
www.fics-sport.org
Institut franco-européen de chiropraxie (IFEC)
www.ifec.org
Société franco-européenne de chiropraxie (SOFEC)
www.vertebre.com
World Congress of Chiropractic Students (WCCS)
www.wccsworldwide.org
World Federation of Chiropractic (WFC)
www.wfc.org

Annexe 4

Des publications de la profession chiropratique

Chiropractic History
www.historyofchiropractic.org
Chiropractic Journal of Australia
www.chiropractors.asn.au
Chiropractic & Manual Therapies
(jusqu'en 2011 *Chiropractic and Osteopathy*)
www.chiromt.com
Clinical Chiropractic
www.intl.elsevierhealth.com/journals/clch
European Journal of Chiropractic
(jusqu'en 2003)
Journal of Chiropractic Humanities
www.journalchirohumanities.com
Journal of Chiropractic Medicine
www.journalchiromed.com
Journal of Manipulative and Physiological Therapeutics
www.jmptonline.org
The Journal of Chiropractic Education
www.journalchiroed.com

LETTRE D'INFORMATION
The Chiropractic Report
www.chiropracticreport.com

Annexe 5

L'OMS et la chiropraxie

À la fin de 2005, l'Organisation mondiale de la santé (OMS) établissait un rapport intitulé *WHO Guidelines on basic training and safety in chiropractic* adressé aux autorités sanitaires de ses 192 États membres.

Ce rapport formule des recommandations détaillées pour garantir la qualité d'un enseignement de la chiropraxie contrôlé officiellement. Il s'agit d'assurer la protection des patients et d'éviter la pratique de la chiropraxie par des personnes non qualifiées. La méthode chiropratique ne consiste pas en un nombre limité de manœuvres sommaires pouvant être apprises dans le cadre de formations courtes à but commercial.

La chiropraxie est une méthode distincte des autres formes de thérapie. Selon son principe fondamental, la relation harmonieuse entre la structure, particulièrement la colonne vertébrale, et la fonction, coordonnée par l'appareil nerveux, est essentielle au maintien et au rétablissement de la santé. Des effets neurophysiologiques peuvent résulter de dysfonctionnements articulaires vertébraux, dénommés subluxation par les chiropracteurs. La chiropraxie met l'accent sur des traitements conservateurs, sans recours à des médicaments ou à la chirurgie. Le modèle bio-psychosocial est important dans la démarche thérapeutique des chiropracteurs.

Les chiropracteurs doivent pouvoir décider du traitement approprié et ils sont prescripteurs de leur acte (*primary-contact health care providers*). En tant que tels ils réfèrent leurs patients à d'autres praticiens chaque fois que cela est requis. Pour ces raisons, seuls des chiropracteurs diplômés par des établissements officiels de niveau universitaire peuvent pratiquer la chiropraxie de manière sûre et efficace.

L'OMS souligne l'intérêt croissant du public pour les méthodes de santé naturelles, telle la chiropraxie, qui propose des soins personnalisés, d'un coût maîtrisé, dans les cas de dysfonctionnements de l'appareil musculo-squelettique. Il est donc justifié d'inclure la chiropraxie dans les systèmes de santé.

Bibliographie

BIBLIOGRAPHIE GENERALE

Bach (Marcus), *The Chiropractic Story*, Austell, Georgia, Si-Nel Publishing & Sales, 1968.

Brown (B.T.), Bonello (R.), Pollard (H.), « The biopsychosocial model and hypothyroidism », *Chiropractic & Osteopathy*, 2005, www.chiroandosteo.com/content/13/1/5.

Canguilhem (Georges), *Le normal et le pathologique*, Presses universitaires de France, 1981 (1966).

Chiropraxis, Revue périodique de chiropratique, Genève, Éditions OZ, Numéro spécial Automne 1977 ; 1, juin 1978 ; 2, décembre 1978 ; 3, automne 1979.

Clum (Gerard W.), « The Professional Qualities of the Chiropractor », *Chiropractic Journal of Australia,* 2006, 36(3).

Coulter (Ian), *Chiropractic : A Philosophy for Alternative Health Care*, Oxford, Butterworth-Heinemann, 1999.

Cowie (James B.), Roebuck (Julian), *An Ethnography of a Chiropractic Clinic, Definitions of a Deviant Situation*, New York, The Free Press, 1975.

Ebrall (Phillip Stuart), « Commentary : Is EBM Damaging the Social Conscience of Chiropractic ? », *Chiropractic Journal of Australia*, 2016, 44(3).

Erny (Pierre), *L'homme divers et un : Positions en anthropologie*, L'Harmattan, 2001.

« European Issue », *Chiropractic History, The Archives and Journal of the Association for the History of Chiropractic*, 2007, 27(1).

Fleuriau (Philippe), *La chiropraxie. Défininition, pratiques et limites dans le cadre réglementaire,* Association française de chiropraxie, 2016.

Gatterman (Meridel I.), « The Patient-Centred Paradigm : A Model for Chiropractic Health Promotion and Wellness », *Chiropractic Journal of Australia,* 2006, 36(3).
— « Subluxation — Historical Perspectives », *Chiropractic Journal of Australia*, 2009, 39(4).

Gaucher (Pierre-Louis), « About subluxation... being an essay in chiropractic semiasology », *European Journal of Chiropractic*, 1982, 30(1).

Gaucher-Peslherbe (Pierre-Louis), *La chiropractique. Contribution à l'histoire d'une discipline marginalisée*, Éditions Jupilles, 1985.

Gaucher-Peslherbe (Pierre-Louis), Parny (Sylvain), *La chiropratique et vos vertèbres*, Editions Encre, 1985.

Gillet (Henri), Liekens (Maurice.), *Belgian chiropractic Research notes,* Huntington Beach, California, Motion Palpation Institute, 1981.

Gibbons (Russell), « The Evolution of Chiropractic : Medical and Social Protest in America. Notes on the survival years and after », In *Modern Developments in the Principles and Practice of Chiropractic*, edited by Haldeman (S.), New York, Appleton-Century-Crofts, 1980.

Good (Byron), *Comment faire de l'anthropologie médicale,* Le Plessis-Robinson, Institut Synthélabo, 1998 (1994).

Gruny (Pierre), « A contribution to the History of the Franco-European Institute of Chiropractic : From Dream to Achievement », *Chiropractic History, The Archives and Journal of the Association for the History of Chiropractic*, 2007, 27(1).
— Communications personnelles.

Homewood (A.E.), *The Neurodynamics of the Vertebral Subluxation,* Thornhill, Ontario, Chiropractic Publishers (Canada), 1973 (1962).

Homola (Samuel), « Thirty Years after 'Bonesetting, Chiropractic & Cultism' : Confessions of a Chiropractic Heretic », *Chiropractic History, The Archives and Journal of the Association for the History of Chiropractic*, 1995, 15(2).

Illi (Fred W.), *The Vertebral Column, Life-Line of the Body*, Lombard, Illinois, The National College of Chiropractic, 1951.

Jamison (Jennifer R.), « Chiropractic Holism : Interactively Becoming in a Reductionist Health Care System », *Chiropractic Journal of Australia*, 1993, 23(3).

Janse (Joseph), « History of the Development of Chiropractic Concepts ; Chiropractic Terminology », In *The Research Status of Spinal Manipulative Therapy, A Workshop held at the National Institutes of Health*, Murray Goldstein, Editor, U.S. Department of Health, Education, and Welfare, Bethesda, Maryland, 1975.
— *Principles and Practice of Chiropractic, An Anthology*, Edited by R.W. Hildebrandt, Lombard, Illinois, The National College of Chiropractic, 1976.

Jolliot (Chantal), « Holism in Health Care : a Powerful Notion or an Elusive Endeavor ? », *Chiropractic Journal of Australia*, 2012, 42(2).
— « Chiropractic in France : Legal and Societal Considerations », *Chiropractic History, The Archives and Journal of the Association for the History of Chiropractic*, 2007, 27(1).
— « Vital Force : An Everlasting Notion for the Original Stance of Chiropractic », *Chiropractic Journal of Australia*, 2006, 36(3).
— « Chiropractic and Vitalism : A Strange Conceptual Encounter », *Chiropractic History, The Archives and Journal of the Association for the History of Chiropractic*, 2005, 25(2).
— « The Pelvis : Biomechanics and Clinical Observations », *European Journal of Chiropractic*, 1987, 35(1).

Keating (Joseph C.), « The embryology of chiropractic thought », *European Journal of Chiropractic*, 1991, 39(3).

— « Scientific epistemology and the status of chiropractic : we are what we do », *European Journal of Chiropractic*, 1993, 41(3).

Keating (Joseph C.), Callender (Alana K.), Cleveland (Carl S.), *A History of Chiropractic Education in North America, Report to the Council of Chiropractic Education*, The Association for the History of Chiropractic, Council on Chiropractic Education, 1998.

Kelner (Merrijoy), Hall (Oswald), Coulter (Ian), *Chiropractors, Do they help ? A study of their education and practice*, Toronto, Fitzhenry & Whiteside, 1980.

Kleynhans (Andrew M.), « A Chiropractic Conceptual Framework », *Chiropractic Journal of Australia*, 1998, 28(3).

Laplantine (François), *Anthropologie de la maladie*, Payot, 1986.

Leach (Robert A.), *The chiropractic theories, A synopsis of scientific research*, Mississippi State, Mid-South Scientific Publishers, 1981.
— *The chiropractic theories : A textbook of scientific research*, ed. 4, Baltimore, Lippincott, Williams and Wilkins, 2004.

Lecourt (Dominique) (sous la direction de), *Dictionnaire de la pensée médicale*, Presses universitaires de France, 2004.

Manga (P.), Angus (D.) et al, *The Effectiveness and Cost-Effectiveness of Chiropractic Management of Low-Back Pain*, 1993, University of Ottawa, Canada.

Martin (Steven C.), « The Limits of Medicine: A Social History of Chiropractic, 1895-1930 », *Chiropractic History, The Archives and Journal of the Association for the History of Chiropractic*, 1993, 13(1).

Massé (Raymond), *Culture et santé publique, Les contributions de l'anthropologie à la prévention et à la promotion de la santé*, Montréal, Gaëtan Morin Editeur, 1995.

Meade (T.W.), Dyer (S.), Browne (W.), Townsend (J.), Frank (A.O.), « Low back pain of mechanical origin : randomized comparison of chiropractic and hospital outpatient treatment », *British Medical Journal*, 2 June 1990.

Nyiendo (Joanne), « Disabling Low Back Oregon Workers' Compensation Claims », *Journal of Manipulative and Physiological Therapeutics*, Part I, March/April 1991 ; Part II, May 1991.

Oschman (James), *Energy Medicine. The scientific basis*, London, Churchill Livingstone, 2000.

Palmer (Daniel David), *The Chiropractor's Adjuster. Text-Book of the Science, Art and Philosophy of Chiropractic,* Portland, Oregon, Portland Printing House Company, 1910. Réédition de 1966.
— *The Chiropractor*, Los Angeles, Press of Beacon Light. Publication posthume de 1914. Réédition de 1970.

Peters (Rolf E.), « The subluxation — Historical Aspects », *Chiropractic Journal of Australia*, 2009, 39(4).

Peters (Rolf), Chance (Mary Ann), « What Early Chiropractors "Treated" », *Chiropractic Journal of Australia*, 2005, 35(2).

Pollard (Henry P.), Hardy (Katie E.), Curtin (Deborah), « Biopsychosocial Model of Pain and Its Relevance to Chiropractors », *Chiropractic Journal of Australia*, 2006, 36(3).

Richards (Dennis M.), « The Palmer Philosophy of Chiropractic — An Historical Perspective », *Chiropractic Journal of Australia*, 1991, 21(2).

Rome (Peter L.), « Commentary : A Basis for the Theory of a Central Chiropractic Principle — The Vertebral Subluxation », *Chiropractic Journal of Australia*, 2013, 43(1).

Rosner (Anthony L.), *The Role of Subluxation in Chiropractic*, Des Moines, FCER, Foundation for Chiropractic Education and Research, 1997.

Schafer (R.C.), Faye (L.J.), *Motion Palpation and Chiropractic Technic – Principles of Dynamic Chiropractic*, Huntington Beach, California, The Motion Palpation Institute, 1989.

Stephenson (Ralph W.), *Chiropractic Text Book*, Davenport, Iowa, The Palmer School of Chiropractic, 1948 (1927).

Vannotti (Marco), « La douleur et le discours médical », In *Le mal et la douleur*, Neuchâtel, Musée d'ethnographie, 1986.

Vear (Herbert J.) (edited by), *Chiropractic Standards of Practice and Quality of Care*, Gaithersburg, Maryland, Aspen Publishers, 1992.

Wardwell (Walter I.), *Chiropractic : History and Evolution of a New Profession*, St. Louis, Mosby Year Book, 1992.

Weiant (C.W.), Goldschmidt (S.), *Medicine and Chiropractic*, Lombard, Illinois, The National College of Chiropractic, 1975 (1957).

Wiese (Glenda), « That They May Walk Again : A History of Chiropractic's Fight Against Polio », *Chiropractic Journal of Australia*, 2005, 35(2).

Williams (Elizabeth), *The physical and the moral. Anthropology, physiology, and philosophical medicine in France, 1750-1850*, Cambridge, Cambridge University Press, 1994.

LETTRE D'INFORMATION

The Chiropractic Report, Toronto, Ontario, Canada.

ÉTUDES ET RAPPORTS (CLASSIFICATION CHRONOLOGIQUE)

The Research Status of Spinal Manipulative Therapy, A Workshop held at the National Institutes of Health, Murray Goldstein, Editor, US Department of Health, Education, and Welfare, Bethesda, Maryland, 1975.

Chiropractic in New Zealand, Report of the Commission of Inquiry, Presented to the House of Representatives by Command of His Excellency the Governor-General, Wellington, 1979.

Législation et réglementation administrative concernant l'utilisation et les méthodes non classiques de diagnostic et de traite-

ment par le personnel agréé, Conseil de l'Europe, Strasbourg, 1984.

Niboyet (J.E.H.), *Rapport sur certaines techniques de soins ne faisant pas l'objet d'un enseignement organisé au niveau national. Acupuncture, Homéopathie, Médecine Manuelle*, Maisonneuve, 1984.

Évaluer les médecines différentes, un défi ?, Rapport au ministre des Affaires sociales et de la Solidarité nationale et au secrétaire d'État chargé de la Santé, Groupe de réflexion « Médecines différentes », Collection des rapports officiels, La Documentation française, Paris, 1986.

Back Pain. Report of a Clinical Standards Advisory Group Committee on Back Pain, HMSO, London, May 1994.

« Resolution on the status of non-conventional medicine », *Official Journal of the European Union*, 16 June 1997.

Consensus for the Chiropractic Profession in Europe, European Chiropractors' Union, Roskilde, Danemark, 1998.

« A European approach to non-conventional medicines », *Official Gazette of the Council of Europe*, November 1999.

Proceedings from a conference on Philosophy in Chiropractic Education, World Federation of Chiropractic, in association with the Association of Chiropractic Colleges and the US National Board of Chiropractic Examiners. Fort Lauderdale, Florida, November 10-13, 2000.

Auquier (Louis), « À propos des chiropracteurs et ostéopathes », Communiqué, *Bulletin de l'Académie nationale de médecine*, 2004, 188(3).

Haldeman (Scott), Chapman-Smith (David), Peterson (Donald M.), *Guidelines for Chiropractic Quality Assurance and Practice Paremeters, Proceedings of the Mercy Center Consensus Conference*, Jones and Bartlett Publishers, Missisauga, Ontario, Canada, 2005.

WHO guidelines on basic training and safety in chiropractic, World Health Organization, Geneva, 2005.

« Ostéopathie et Chiropraxie. En complément du communiqué de mars 2004 relatif aux applications de la loi du 4 mars 2002 (article 75) », Rapport de l'Académie nationale de médecine du 10 janvier 2006, *Bulletin de l'Académie nationale de médecine*, 2006, 190,1.

Analyse du rapport de l'Académie nationale de médecine à propos de la chiropraxie, Société franco-européenne de chiropraxie, SOFEC, 2006.

Barry (Caroline), Dufaure (Isabelle), Falissard (Bruno), *Évaluation de l'efficacité de la pratique de la chiropratique. Revue de la littérature médicale scientifique et de la littérature destinée aux professionnels*, Institut national de la santé et de la recherche médicale, U669, INSERM, 10 juin 2011.

Bontoux (Daniel), Couturier (Daniel), Menkès (Charles-Joël), *Les thérapies complémentaires. Leur place parmi les ressources de soins*, Académie nationale de médecine, Rapport du 5 mars 2013.

Manipulation cervicale et accident vasculaire. Actualisation des recommandations cliniques de la SOFEC, Société franco-européenne de chiropraxie, SOFEC, 2015.

JOURNAL OFFICIEL DE LA REPUBLIQUE FRANÇAISE

5 mars 2002 — Loi n° 2002-303 du 4 mars 2002, article 75.
9 janvier 2011 — Décret n° 2011-32 du 7 janvier 2011.
26 mars 2014 — Décret n° 2014-367 du 24 mars 2014.
26 mars 2014 — Deux arrêtés du 24 mars 2014.

BULLETIN OFFICIEL, MINISTERE DES AFFAIRES SOCIALES ET DE LA SANTE, FRANCE

N° 2013/5 du 15 juin 2013 — Décision n° 2013-94-001 du 6 mai 2013 portant agrément de l'Institut franco-européen de chiropraxie pour dispenser une formation en chiropraxie.

Santé et Médecine
aux éditions L'Harmattan

Dernières parutions

PAPYRUS MÉDICAL EDWIN SMITH
Chirurgie et magie en Égypte antique
Resche François - Préface d'Alessandro Roccati
Acheté à Louxor en 1862 et conservé à New York, ce papyrus n'a été traduit qu'en 1930. Copié vers 1550 avant J.-C., il décrit 48 cas de blessures, fractures, tumeurs ainsi que leur traitement. Il ne se contente pas de nommer le cerveau pour la première fois, il en précise les fonctions. Voici le plus ancien document «chirurgical» connu aujourd'hui. Ce travail propose aussi un apprentissage initiatique des hiéroglyphes accessible à tous, à partir des connaissances actualisées relatives à l'égyptologie.
(Coll. Médecine à travers les siècles, 65.00 euros, 490 p., Illustré en couleur)
ISBN : 978-2-343-08724-5, ISBN EBOOK : 978-2-14-001536-6

AIDANTS, LIENS FAMILIAUX ET MALADIE D'ALZHEIMER
Clinique et psychopathologie de la relation d'aide
Pierron-Robinet Géraldine - Préface de Pierre Charazac
L'aidant familial incarne un nouvel acteur de santé, incontournable dans le maintien à domicile de son proche malade Alzheimer. Pourtant les enjeux psychiques de la relation d'aide restent mal connus. Comment les familles vivent-elles l'évolution de la maladie d'Alzheimer de leur proche, qui bouleverse leurs relations antérieures ? Quelles sont les incidences des pertes sur les liens du couple et de la fratrie ? Et pourquoi les aidants restent-ils réticents à demander de l'aide face à la dépendance ? En s'appuyant sur le vécu des familles accompagnant un proche malade Alzheimer, cet ouvrage analyse les facteurs affectifs en jeu dans la relation d'aide.
(36.00 euros, 358 p.)
ISBN : 978-2-343-09097-9, ISBN EBOOK : 978-2-14-001550-2

SUISSE - FRANCE
Regards croisés sur les pratiques d'accompagnement de la fin de vie
Erard Véronique
Comment accompagner dignement la fin de vie ? Cette question a amené l'auteure à conduire une multitude d'interviews et à recueillir de nombreux témoignages d'acteurs de la santé, de bénévoles, de patients et de leurs proches, essentiellement en France et en Suisse. Le tableau qu'elle dresse de l'ensemble des pratiques actuelles modifie profondément notre vision de l'accompagnement

de la fin de vie. L'auteure aborde ici en détail les enjeux éthiques posés par les pratiques actuelles des soins palliatifs, du suicide assisté et de la prise en charge de la douleur.
(20.00 euros, 218 p.)
ISBN : 978-2-343-09535-6, ISBN EBOOK : 978-2-14-001327-0

L'ACCÈS UNIVERSEL AUX MÉDICAMENTS ET LES ADPIC (1994-2014)
Cheong Chi Mo Jeremy
Vingt ans après la ratification de l'Accord des Aspects des Droits de la Propriété Intellectuelle qui touchent au Commerce (ADPIC) par l'ensemble des États membres de l'OMC, il convient de faire le bilan de cet instrument juridique international dans son application à la production pharmaceutique. Cet accord devait permettre la promotion de la recherche et du développement de nouveaux médicaments, tout en assurant leur accès universel. Que pourrions-nous faire pour assurer l'accès universel aux médicaments ?
(25.00 euros, 254 p.)
ISBN : 978-2-343-09719-0, ISBN EBOOK : 978-2-14-001522-9

LES SOURDS SONT-ILS MAL ENTENDUS ?
Guyon Isabelle - Préface d'Emmanuelle Laborit
Au fil de ses rencontres d'adultes et de jeunes sourds, Isabelle Guyon a été témoin des multiples difficultés de parcours et de vie auxquels les sourds sont confrontés encore aujourd'hui. C'est cette expérience qu'elle a voulu partager avec les lecteurs. Ce livre est aussi une mine d'informations pour qui veut connaître un peu mieux le monde des sourds.
(16.00 euros, 158 p.)
ISBN : 978-2-343-09507-3, ISBN EBOOK : 978-2-14-001348-5

EXERCER LE LANGAGE LORS DE TROUBLES COGNITIFS CONSTITUÉS OU ÉVOLUTIFS
Orellana-Gelain Blandine - Préface du professeur Marie Sarazin
Ce recueil d'exercices de langage est destiné aux professionnels de la rééducation (orthophonistes, ergothérapeutes, psychomotriciens...) susceptibles d'individualiser leurs interventions, ainsi qu'à tout autre professionnel paramédical amené à intervenir à domicile, avec une équipe spécialisée Alzheimer, en hôpital de jour ou en accueil de jour, en pôle d'activités et de soins adaptés. Voici un ensemble de ressources utiles à l'accompagnement des personnes atteintes de troubles cognitifs évolutifs ou constitués. Quelques grands principes de communication y sont présentés.
(15.50 euros, 106 p.)
ISBN : 978-2-343-09701-5, ISBN EBOOK : 978-2-14-001586-1

À VOTRE SANTÉ
Données médicales et culturelles
Huile d'olive, vin, sel, café, thé, chocolat, miel, plantes médicinales
Bertrand Edmond
La consommation de nombreux produits traditionnels est réputée bénéfique alors que les avantages sont souvent fantasmés ou faux. Le professeur Edmond Bertrand

présente les avantages et inconvénients des principaux aliments consommés pour leurs effets positifs : huile d'olive, vin, sel, café, thé, chocolat, miel. Il aborde aussi la question des plantes médicinales avec leurs limites et parfois leurs dangers. Chaque chapitre comporte une partie historique et culturelle.
(19.50 euros, 186 p.)
ISBN : 978-2-343-08318-6, ISBN EBOOK : 978-2-14-001380-5

RECHERCHE APPLIQUÉE AU SPORT
Les facteurs de la valeur motrice
Tifour Meriem, Blain Alain
Cet ouvrage est une synthèse - en coopération - sur les connaissances des données actuelles sur la posture, le mouvement et l'entraînement fonctionnel du sport. Il a pour visée d'informer le public comme les professionnels sur les méthodes efficaces mais mal connues du public concerné par les douleurs habituelles et déséquilibres posturaux de base. Pour une meilleure disponibilité corporelle souhaitable et à acquérir depuis l'enfance.
(26.00 euros, 252 p.)
ISBN : 978-2-343-08803-7, ISBN EBOOK : 978-2-14-001483-3

SPORT ET ARTHROSE OU ARTHROSE DU SPORT
Enquêtes épidémiologiques internationales et perspectives de prévention
Blain Alain, Tifour Meriem
Cet ouvrage a pour but d'informer tous les professionnels (médecins, médecins du sport, entraîneurs, éducateurs...) sur les douleurs et les dysfonctions posturales et musculo-squelettiques. Coopération et applications préventives d'éducation, prévention et sécurité par des méthodes existantes découlant de l'expérience sont souvent méconnues du grand public.
(27.00 euros, 258 p.)
ISBN : 978-2-343-08802-0, ISBN EBOOK : 978-2-14-001482-6

MOUVEMENT ET PRÉVENTION DE LA PERSONNE
Le sens postural : fonction pilote de l'action et de la disponibilité corporelle. Le mouvement succession-glissement de postures
Blain Alain
Le sens postural est l'anticipation du mouvement dans toutes les activités, tant dans le monde du travail que dans le monde du sport. Le sens postural, l'équilibre postural et le référentiel postural du mouvement concernent toutes les personnes souffrant du mal de dos, « mal mondial, mal du siècle ». Il existe un moyen d'y remédier, mais il faut être informé. C'est l'objectif de ce mémoire à destination du public et des médecins.
(15.50 euros, 126 p.)
ISBN : 978-2-343-08801-3, ISBN EBOOK : 978-2-14-001485-7

MALADIES AUTO-IMMUNES
Quand notre système de défense nous trahit
Tron François
Le système immunitaire nous protège contre les virus, les bactéries et les parasites. Il peut parfois tourner ses armes contre l'organisme qu'il est censé défendre et y

induire des lésions. Les maladies qui en résultent sont dites auto-immunes. Elles sont fréquentes et ensemble constituent la troisième cause de morbidité derrière les maladies cardiovasculaires et cancéreuses. Ce livre parcourt aussi les voies que la recherche emprunte pour corriger les désordres cellulaires et moléculaires observés au cours de chaque maladie auto-immune.
(Coll. Acteurs de la Science, 22.50 euros, 212 p.)
ISBN : 978-2-343-07769-7, ISBN EBOOK : 978-2-336-39806-8

LE DROIT DE LA GÉNÉTIQUE
À la recherche d'une branche du droit
Bricker Guillaume - Préface de Gérald Teboul
En matière de génie génétique, les questions éthiques et polémiques se multiplient à mesure que la technique évolue et embrasse de nombreux sujets : reproduction, OGM, tests génétiques, clonage... Le droit est-il suffisamment en avance pour y répondre ? Cet ouvrage permet de mieux connaître les règles et en assure la promotion, tout en mettant en garde contre les glissements éthiques. Il offre un panorama complet du cadre juridique applicable à la génétique. L'ensemble des textes permet de mieux comprendre les enjeux et quelquefois les limites de la législation.
(Coll. Le Droit aujourd'hui, 65.00 euros, 852 p.)
ISBN : 978-2-343-06705-6, ISBN EBOOK : 978-2-336-39860-0

BIOÉTHIQUE ET TRANSDISCIPLINARITÉ
Brelet Claudine, Patrick Curmi, Fatima Zhora Elkebir, Salwa Hamrouni, Mourad Merdaci - Préface de Christian Byk
Réflexion transdisciplinaire sur les rapports entre les sciences de l'homme et son environnement, cet ouvrage défend une bioéthique ouverte à la société civile. Il reflète les défis moraux auxquels sont maintenant confrontées les biotechnologies, depuis les OGM jusqu'à la PMA. Les chercheurs rappellent que la révolution biotechnologique peut et doit contribuer à améliorer la qualité de la vie, présente et future. La bioéthique questionne finalement la nature même de l'être humain et offre la perspective d'un nouvel avenir.
(Coll. Cultures et Médecines, 17.00 euros, 154 p.)
ISBN : 978-2-343-07225-8, ISBN EBOOK : 978-2-336-39901-0

TRANSGRESSIONS DES FRONTIÈRES DU CORPS
La chirurgie esthétique
Mitz Vladimir
Les frontières de la chirurgie esthétique délimitent, avec difficulté, une spécialité chirurgicale qui est expansive. Cette chirurgie transgressive dérange les concepts philosophiques du «accepte-toi tel que tu es», elle bénéficie d'innovations tumultueuses telles les homogreffes du visage ou des membres, elle est constamment soumise à l'œil éveillé des médias. Cet ouvrage se propose d'en exposer les facettes en explorant ses mythes, ses bases conscientes et inconscientes et ses limites.
(Coll. Eidos série Retina, 16.50 euros, 156 p.)
ISBN : 978-2-343-07729-1, ISBN EBOOK : 978-2-336-39759-7

L'HARMATTAN ITALIA
Via Degli Artisti 15; 10124 Torino
harmattan.italia@gmail.com

L'HARMATTAN HONGRIE
Könyvesbolt ; Kossuth L. u. 14-16
1053 Budapest

L'HARMATTAN KINSHASA
185, avenue Nyangwe
Commune de Lingwala
Kinshasa, R.D. Congo
(00243) 998697603 ou (00243) 999229662

L'HARMATTAN CONGO
67, av. E. P. Lumumba
Bât. – Congo Pharmacie (Bib. Nat.)
BP2874 Brazzaville
harmattan.congo@yahoo.fr

L'HARMATTAN GUINÉE
Almamya Rue KA 028, en face
du restaurant Le Cèdre
OKB agency BP 3470 Conakry
(00224) 657 20 85 08 / 664 28 91 96
harmattanguinee@yahoo.fr

L'HARMATTAN MALI
Rue 73, Porte 536, Niamakoro,
Cité Unicef, Bamako
Tél. 00 (223) 20205724 / +(223) 76378082
poudiougopaul@yahoo.fr
pp.harmattan@gmail.com

L'HARMATTAN CAMEROUN
BP 11486
Face à la SNI, immeuble Don Bosco
Yaoundé
(00237) 99 76 61 66
harmattancam@yahoo.fr

L'HARMATTAN CÔTE D'IVOIRE
Résidence Karl / cité des arts
Abidjan-Cocody 03 BP 1588 Abidjan 03
(00225) 05 77 87 31
etien_nda@yahoo.fr

L'HARMATTAN BURKINA
Penou Achille Some
Ouagadougou
(+226) 70 26 88 27

L'HARMATTAN SÉNÉGAL
10 VDN en face Mermoz, après le pont de Fann
BP 45034 Dakar Fann
33 825 98 58 / 33 860 9858
senharmattan@gmail.com / senlibraire@gmail.com
www.harmattansenegal.com

L'HARMATTAN BÉNIN
ISOR-BENIN
01 BP 359 COTONOU-RP
Quartier Gbèdjromèdé,
Rue Agbélenco, Lot 1247 I
Tél : 00 229 21 32 53 79
christian_dablaka123@yahoo.fr

Achevé d'imprimer par Corlet Numérique - 14110 Condé-sur-Noireau
N° d'Imprimeur : 134826 - Dépôt légal : décembre 2016 - *Imprimé en France*

www.ingramcontent.com/pod-product-compliance
Lightning Source LLC
LaVergne TN
LVHW051400061026
849535LV00009B/3282